les mots du Q

Manifeste joyeux des sexualités

Camille Aumont Carnel

Direction éditoriale : Bérengère Baucher
Édition : Charlotte Lebot et Diane Flahaut
Conception graphique de l'intérieur et de la couverture : Amélie Petiet
Illustrations : Liza Ringot
Correction : Nathalie Rachline
Fabrication : Nicolas Zeifman

92, avenue de France, 75013 Paris

ISBN 978-2-32101-735-6

« Les expressions et les mots nouveaux donnent une mesure organique du changement : ils reflètent les transformations de la perception et parfois de la réalité elle-même. »

Gloria Steinem,
Actions scandaleuses et rébellions quotidiennes, 1983.

MOT DE L'ÉDITEUR

Les éditions Le Robert sont heureuses et fières de publier *Les Mots du Q*, par Camille Aumont Carnel.

Pour comprendre la place de ce titre dans notre catalogue – le premier de la collection « Dire c'est agir » –, il faut revenir à ce qui constitue la mission de notre maison depuis sa création, il y a soixante-dix ans : observer puis rendre compte de l'évolution d'une langue française en mouvement, diverse et plurielle. Point de censure donc, mais au contraire, la liberté de recenser les mots quels que soient leur registre ou leur origine.

Dans cette mission s'ancre la conviction que nommer le monde, c'est aider à mieux le comprendre, mais aussi à le rendre acceptable : lorsqu'ils surgissent et se répandent, les mots rendent la société plus juste, plus ouverte.

Seuls les mots enfouis, tabous, telles des bombes à retardement, recèlent une véritable violence.

C'est donc à l'éclosion d'un langage que nous convie l'ouvrage. Le lexique dévoilé témoigne de pratiques sexuelles libérées des non-dits, transmis de génération en génération.

Un lexique qui vient bousculer la langue et – on peut le dire –, parfois, déranger. Car ce que nous retenons des mots présentés ici, ce n'est pas tant leur usage et leur fréquence que la force du cri de leur autrice : Camille Aumont Carnel, avec ce manifeste, clame fort, haut et juste, et nous invite à partager un nouvel espace de langage et d'actions.

Qu'elle en soit remerciée.

Charles Bimbenet
Directeur général
des éditions Le Robert

REMERCIEMENTS

La cruauté des remerciements qui arrivent en fin de livre et que personne ne lit me laisse un goût amer, un seum eczémateux.
Tel un dessert en fin de repas quand on n'a plus faim.
Alors, voilà.
Merci à mes deux éditrices Bérengère Baucher et Charlotte Lebot.
Merci d'avoir compris l'importance et l'urgence de cet objet. Merci d'avoir le plus possible protégé mon espace intellectuel et émotionnel dans le but de me laisser créer en paix, d'oser.
Merci d'avoir soutenu mon audace, sublimé ma colère et laissé nos libertés nous dicter.
Merci à mes parents pour ce bel et fleuri héritage éducatif, votre amour des langues, vos références et votre humour, que je trouvais ringards à l'époque mais qui m'ont tellement apporté. Merci à ma mère d'exister, de chérir notre lien et d'être là à mes côtés, sans faille, pour m'épauler.
Merci à ma coautrice, Noémie Marignier, pour ton ingéniosité, ton détail linguistique, ta précision sociologique et aussi ta patience : te lire aura été jouissif pour mes yeux et ma matière grise.
Merci à mon amie, Siham Hadjam, pour toutes ces conversations, pour tes mots et ta présence : tu es la rose que je vois au loin avant de rentrer sur un champ de mines.
Merci à ma fée créative, Amélie Petiet, pour ton génie, ta douceur, merci de continuer à me suivre, à donner matière en maquette à mes idées.
Merci de me permettre de ne pas avoir besoin de finir mes phrases.
Merci à ma fée de l'humour, Liza Ringot, merci de ponctuer mes phrases de ton pinceau de pensées sexuelles qui m'amuseront toujours.
Merci à Melody, Clara, Laurent et Patricia, mes fées du quotidien.
Merci à ma psy de m'apprendre à prendre soin de moi.
Il est une fleur enracinée sur laquelle tapent et claquent vents et marées, poussières, crachats et semelles de pieds. Une fleur qu'on tentera d'arracher, de simagrer.
Une fleur qui accepte de perdre certains de ses pétales, de les voir s'oxyder et qui observe la barbarie des êtres qui ne savent pas, par médiocrité, violence ou bêtise, contourner et marcher à côté d'elle.
Mais elle chante à tue-tête tous les matins ce poème, *S'adapter*, extrait de *La Licorne noire* d'Audre Lorde, qu'elle a appris par cœur, tel un chant de vivante :
« Il pleut depuis cinq jours d'affilée
Le monde est une flaque ronde
d'eau sans soleil
Où de petites îles commencent
seulement à pointer
Un jeune garçon dans mon jardin
écope l'eau de sa parcelle de fleurs
Quand je lui demande pourquoi
Il me dit que les jeunes graines qui
n'ont pas vu le soleil oublient et coulent
facilement. »

Mesdames, merci d'écoper le surplus d'eau de mon jardin.

sommaire

MANIFESTE JOYEUX DES SEXUALITÉS

« J'AI ENVIE DE CROIRE »

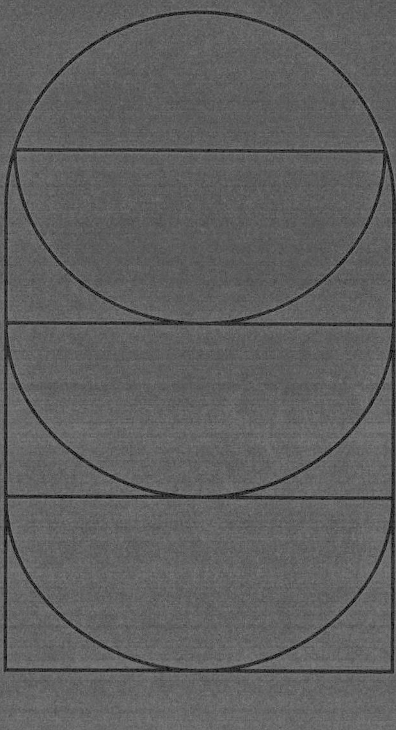

Ø1

En un acte sexuel qui ne connaisse ni notion de performance ni ego tout-puissant.

« J'AI ENVIE DE CROIRE »

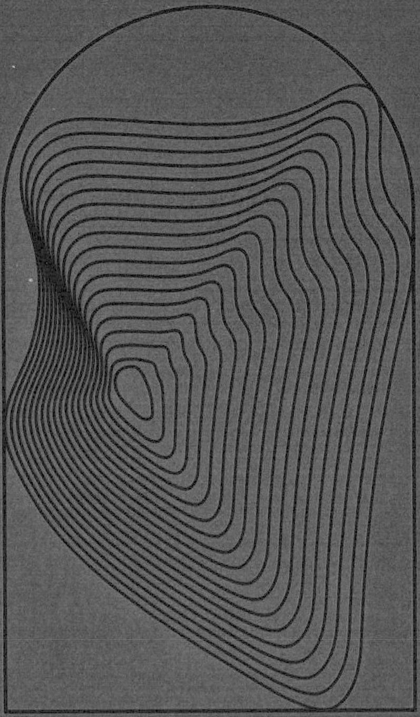

Ø2

En une sexualité fluide dans le temps, dans les pratiques et dans la conception qu'on en a.

« J'AI ENVIE DE CROIRE »

Ø3

En notre faculté de déranger, disrupter et créer pour se sentir de plus en plus libres.

« J'AI ENVIE DE CROIRE »

04

En une utilisation
consciente des mots,
ni subie ni induite.

« J'AI ENVIE DE CROIRE »

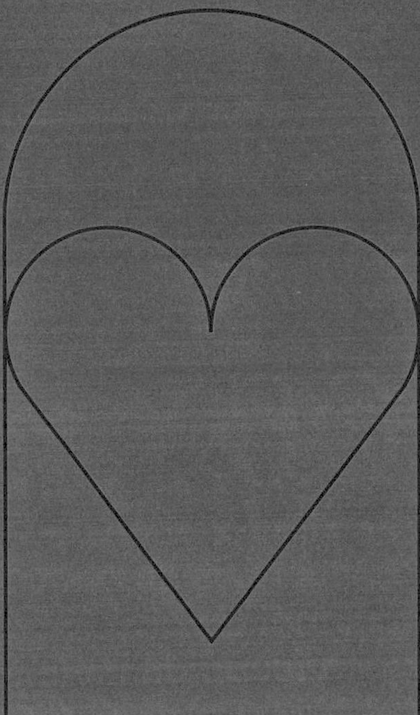

Ø5

En une discipline de douceur envers nous-mêmes.

« J'AI ENVIE DE CROIRE »

Ø6

En l'importance des
petits riens du quotidien
qui font du bien
(beaucoup de bien)
et qui ne coûtent rien.

« J'AI ENVIE DE CROIRE »

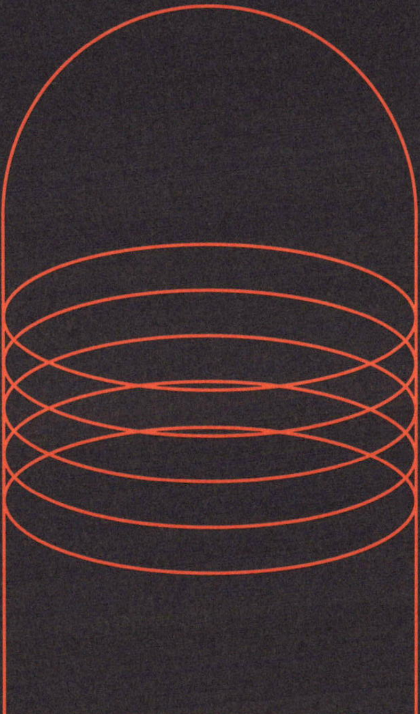

07

En la primauté
des sens dans nos
expériences sexuelles.

manifeste joyeux des

Parler de sexualité de façon joyeuse s'est imposé comme une évidence dès le début de l'écriture de ce livre.

Quel soulagement, et quelle joie, en effet, ai-je ressenti le jour où je compris enfin que, tout au long de ma vie, je n'aurais pas une, mais des sexualités. Des sexualités que je souhaitais revendiquer et (re)définir, sous toutes les coutures. Des sexualités qui composent le terrain de mon monde sexuel, monde qui, du jour au lendemain, pouvait s'agrandir pour en accueillir d'autres !

La joie et l'humour, c'est ce qu'il me reste à partir du moment où j'ai compris que je suis incapable de dépolitiser mon pieu, mon boule et mes sexualités. La joie et l'humour, à l'image de toutes ces conversations intimes avec mes amies ou avec les femmes* que j'ai croisées. Oui, ce sont les femmes autour de moi, leur niveau de conscience aussi bien que d'inconscience sur leurs propres corps, leurs propres sexualités, qui m'ont fait avancer considérablement. Pas les violences, pas les agressions, pas les traumas ; non, plutôt leurs rires, leurs punchs, leur transparence, et la façon qu'elles ont toutes de jouer le jeu de la mise en commun des informations et des expériences pour augmenter notre pouvoir. Parce que « j'ai compris ça et je n'ai pas envie que tu te fasses niquer ».

Je comprends de plus en plus que, sur le terrain de mes sexualités, ce n'est pas tant personnel que situationnel et sensoriel, sur un spectre infini. Un peu comme des poèmes. Ceux sur lesquels je suis tombée par hasard. Ceux dont j'ai compris le double ou triple sens dix ans après. Ceux que je n'ai jamais réussi à apprendre. Ceux que quelqu'un·e me donnant la réplique m'a fait aimer. Et enfin ceux que j'ai eu besoin d'écrire, car leur inexistence me paraissait cruelle.

* Lorsque je parle de *femmes*, je parle des femmes cisgenres, des personnes non-binaires, de certain·es hommes ou femmes trans et plus généralement des personnes possédant une vulve.

sexualités

Un peu comme des plats, dirais-je. Ceux que je ne cuisine que pour moi. Ceux dont j'aime suivre la recette. Ceux que j'apprécie uniquement quand ils sont faits par les gens que j'aime. Ceux que je pourrais manger tous les jours – jusqu'à m'en dégoûter, presque. Ceux que j'ai appris à apprécier en goûtant d'autres recettes alors que je jurais : « Mais je déteste les huîtres, je te dis, j'ai l'impression d'avoir une limace dans la bouche, c'est l'angoisse » – et puis la recette de Bastien m'a fait changer d'avis. Ceux qui me font pleurer, jouir, orgasmer. Ceux qui me font taire (oui, faut y aller). Ceux qui me font du bien. Ceux qui me détendent.

Je meurs même d'envie de voir le temps s'écouler et de découvrir ce que me réserve l'avenir, quelles pièces inexplorées et dont j'ignorais l'existence vont se révéler.

Mais je n'oublie pas les zones sombres, les violences, les douleurs, les espaces de domination et de pouvoir qui sont encore à l'œuvre dans nos sexualités.

On peut faire les deux, on peut rendre visibles les violences et les agressions et proposer une lecture de la sexualité joyeuse et positive. Je ne crois pas que prôner des sexualités joviales, allègres et (ré) jouissantes fasse de l'ombre à tout un tas de violences systémiques sur lequel on doit mettre le doigt. Non en tant que fait, mais en tant que système dans lequel il est difficile de vivre, impossible pour certaines personnes.

Ce livre parle de nos sexualités, celles de maintenant, celles d'avant, celles que nous avons archivées, celles que nous avons partagées, celles à venir et à découvrir.

bouger la langue pour bouger les sexualités

« Je célèbre l'enseignement qui favorise la transgression
– un mouvement contre et au-delà des limites.
C'est un mouvement qui fait de l'éducation
une pratique de la liberté. »
bell hooks, *Apprendre à transgresser.*
L'éducation comme pratique de la liberté, 1994.

S'approprier la langue, définir les mots et imposer des réalités à travers les mots qui sortent de ma bouche a toujours été une démarche fondamentale pour moi. @jemenbatsleclito vient de là, d'un besoin presque vital d'utiliser les expressions et les mots dans lesquels je me sentais identifiée, considérée et valorisée, celles et ceux qui me faisaient occuper l'espace et prendre ma place.

Mais dans la langue qui est initialement à ma disposition, les mots et expressions justes, et qui viendraient parfaitement rendre compte de mes pensées, manquent parfois. Comme si j'avais à ma portée une version beta qui me permet de vivre en société, mais que les bons mots sur mes sensations et sur ce que je ressens avec toute la nuance que cela implique n'existent pas.

J'ai, par exemple, à ma disposition un « Je suis excitée » qui est si faible et si imprécis par rapport à la multiplicité des moments où j'ai été dans cet état. J'ai toutes les fois où j'ai pu avoir mal pendant le sexe, et qui sont si différentes. Un « Attends, j'ai mal ! » m'a toujours permis de me protéger et de faire en sorte que la douleur cesse, mais n'a jamais pu rendre compte de LA douleur dont il était alors question : celle parce que je ne mouille pas assez ; celle qui pique ; celle qui gratte ou celle qui brûle ; celle que j'ai aimée et qui, malgré la surprise, m'a procuré beaucoup de plaisir ; celle que j'ai cherchée ; celle que je n'ai pas voulu voir et qui a été mise en évidence par mon partenaire inquiet ; celle qui s'estompe après quelques secondes ; celle qui remonte dans le creux de mes reins ; celle qui m'envoie des décharges dans les jambes et des fourmis dans les pieds ; celle qui m'a fait pleurer ; celle qui m'a fait grogner de plaisir.

Où sont les mots ?

Donc je les invente*. Des mots pour me décrire (je suis donc *puissible*, puissante et sensible ; *charismatue*, charismatique et têtue ; et *impertigente*, impertinente et intelligente), des mots pour dire ce que j'aime, ce que je n'aime pas, des mots pour désigner ce que je ressens, comment je me comporte, ce qui me met en colère, ce qui me révolte, des mots qui sont à moi. Des mots qui me permettent de me concevoir consciemment et de pousser les portes de mes pensées limitantes imposées par la société. Des mots pour sortir du patriarcat. Des mots pour parler de sexualité. Des sexualités.

Peut-être est-ce impossible, car ces mots ne sont que le reflet d'expériences personnelles, de sensations propres qui ne sont jamais deux fois les mêmes. Peut-être que ce sont des expériences qui doivent uniquement être vécues et que la langue des sens suffit. Peut-être que nous ne serons que cinq à les utiliser. Mais peut-être aussi que nous serons 10 000 puis un million ! Car j'aime à croire que je ne suis pas la seule à ressentir cette frustration des mots qui manquent. (Et encore, *frustration* n'est pas le bon mot. *Frustragé·e* conviendrait mieux. C'est de la frustration mélangée à la sensation d'être piégé·e, de ne même pas avoir les ressources pour trouver une solution.)

Ce livre est donc une invitation à s'interroger, dans un monde post-#metoo, sur ce que les mots et expressions que nous employons véhiculent de nos sexualités, de notre rapport au corps. Comment ils peuvent les biaiser.

* Dans ce livre, les mots inventés sont indiqués en rouge à la fin de chaque chapitre, accompagnés de la mention « Les mots qui manquent ». Ce sont des propositions ; il pourrait y en avoir des milliers d'autres.

Comment on peut changer ça. Comment on peut bouger la langue pour bouger les sexualités. Comment on peut s'autoriser à dire et à faire.

C'est une invitation à participer, à essayer, à réfléchir, à discuter, à inventer, ensemble. Pour se sentir à sa place, pour occuper l'espace et ne pas se faire bouffer par une langue qui ne nous ressemble pas.

Une invitation à se demander : si on s'autorise à rêver un monde plus inclusif, on dit quoi ?

Je ne crois pas à une langue française scindée en deux : la noble (qu'il serait légitime de définir et d'inscrire dans un dictionnaire) *vs* la vilaine (qui aurait une date de péremption et qui n'aurait sa place que dans les hits de l'été, les légendes Insta ou les merchs de *fast fashion*). J'ai voulu dans ce livre dire « merde » au correcteur qui juge des mots incorrects ou inexistants. Si les réalités, les vécus et les histoires sont là, alors nous avons le droit de les nommer, de les définir et d'en parler, sans demander l'autorisation à quiconque ou à quelconque institution.

Maîtriser le langage, c'est agrandir sa zone de pouvoir, savoir quoi dire pour qu'on nous fiche la paix. C'est pourquoi je prends un malin plaisir à jouer avec les registres de langue, à sortir du cadre attendu : je peux donc lâcher un « wesh » ou un « cimer le seum » au beau milieu d'une conversation au langage très soutenu, et me délecter qu'ils passent inaperçus.

J'aime jouer avec la langue, avec les langues, et ça vient de loin.

J'ai été élevée par une mère française diplomate inspectrice de l'Éducation nationale, passionnée de plurilinguisme et d'intercompréhension des langues romanes. Et par un père franco-libanais au foyer, passionné de cuisine, à la répartie vive, qui lisait un livre par jour et faisait des « jeux de mollets » (jeux de mots laids) à longueur de journée. J'aime me rappeler une anecdote que ma mère raconte souvent. Je dois avoir à peine 3 ans quand, à la suite d'une énième connerie de ma part, elle s'exclame : « Camille, t'exagères ! » Et moi, menton relevé, regard franc, je lui réponds : « Non maman, je ne suis pas Xagère. » Je me souviens aussi des journées à la maison à écouter Estrella Morente, Paco Ibáñez, Boby Lapointe ou encore de hurler du Georges Brassens dans la cour de récré : « Au marché de Brive-la-Gaillarde, à propos de bottes d'oignons, quelques douzaines de gaillardes, se crêpaient un jour le chignon. »

J'ai grandi au Niger, en France, en Espagne et à Madagascar, en déménageant tous les quatre ou cinq ans. Par ces déplacements, j'ai appris à parler le français, l'anglais et l'espagnol. J'ai appris à penser dans ces trois langues, à jouer avec, à créer des mots, à essayer de me les approprier, à les mélanger, à créer du franglish et du frañol pour trouver le mot le plus pertinent. C'est de là que je viens.

J'ai très tôt compris que chacune de ces langues ne me permettait pas d'exprimer les mêmes choses :

- L'anglais est la langue la plus directe, la plus immédiate. C'est celle qui me permet de créer facilement une distance sur des sujets qui peuvent sembler gênants et tabous.
- L'espagnol est une langue dense, plus égalitaire dans ses formulations. Il détache le vulgaire, le cash, la colère des

codes dits *masculins* et *virils* et il permet au féminin de s'approprier ces codes-là.

- Le français… c'est une langue injuste et c'est mon premier traumatisme linguistique : j'avais 6 ans, et, sans même lever un sourcil, mon enseignante m'a expliqué que « le masculin l'emporte sur le féminin »… Ajoutons à ça la palanquée de formulations sodomitophobes, qui insultent soit les femmes, soit le sexe des femmes, soit les mères, soit les travailleuses du sexe (*t'es une pute*, *t'es un fils de pute*, *un batard* ou *un·e con·nasse*, *tu casses les couilles*, *va te faire enculer*).

Cette non-inclusivité du français, c'est ce qui m'a toujours dérangée et ce qu'il faut changer. J'aime quand je me sens mise à l'honneur en tant que femme et individu dans la façon dont on parle de sexualité, quand je n'ai pas l'impression qu'on me traîne par terre, moi et mon entrejambe. C'est pourtant ce que notre langue et sa grammaire nous font sentir.

Alors je m'interroge.

Ça aurait donné quoi ma première fois si on ne m'avait pas dit que ça devait faire mal ? C'est laquelle, la première fois, une fois qu'on sait que « sexe≠pénétration » ? Ça donnerait quoi si je répondais « merci » à toutes les fois où on me crie depuis l'autre bout du trottoir « espèce de salope », parce que finalement ça revient à me dire que je couche avec qui je veux, quand je veux et autant de fois que je veux ? Si je vivais dans un monde où l'enfer c'est de porter des pantalons dans le métro ? Et pourquoi tous les termes alimentaires pour parler de pénis désignent-ils des aliments longs que l'on trempe souvent dans une sauce avant de les consommer? Si mon vagin est un trou, pourquoi l'on ne précise jamais qu'à la différence d'un trou noir il est rose et a une fin? Et si je suis – selon le mec aux baskets jaunes en face de moi – « une salope mal baisée », pensez-vous qu'il accepterait de boire un café avec moi afin que nous échangions sur les figures de style, leurs contradictions et leurs limites? Et si, finalement, je réponds à *mister*, roi de l'incohérence et de l'oxymore, que « sa connerie est aussi grosse que son pénis dans le plus fou de ses rêves » et que je prends en considération que *con* est un mot qui désigne à l'origine le sexe de la femme : j'insulte qui, finalement?

Et comment sortir de 5 000 ans de système patriarcal, un système à cheval sur le capitalisme, le racisme, le sexisme, l'homophobie, la xénophobie, l'âgisme, le validisme et la grossophobie?

La révolution est une solution. Or les révolutions qui ont fait et font encore s'obtiennent en passant par la violence. On parle de *révolution sexuelle* sur les réseaux sociaux, de *révolution à coups de #* : ce sont les révolutions des idées et non des actes. Moi je fais ce choix des mots, des thèses et des opinions.

Dans un premier temps, il faut prendre conscience de ce que la langue veut dire de la société dans laquelle nous vivons et des temps derrière nous.

Dans un second temps, il faut construire :
- Penser une politique, un système judiciaire et un système médiatique dans un prisme non patriarcal.

- Penser, faire évoluer et construire une langue, un langage dans un prisme intersectionnel.
- Mettre des mots et des expressions sur des sensations et des matérialités existantes.
- Partir de nos pensées pour structurer les mots futurs : ne plus subir la langue, ne plus s'y sentir prisonniers et prisonnières, non considéré·es, mais prendre les devants.

On peut faire sauter des comptes Instagram, on peut assassiner des démarches à coups d'algorithmes, on peut couper la parole, on peut censurer, on peut brûler et cesser d'éditer des ouvrages : on ne peut pas empêcher les expressions et les mots de circuler de génération en génération. On ne peut pas faire sauter la volonté vitale de communiquer, de transmettre, de laisser une trace pour les prochain·es, encore et encore.

Ce livre est nécessaire. Il répond à une responsabilité d'instruction pour ne pas perpétuer cette désinformation sexuelle, anatomique, culturelle, sociale, émotionnelle, humaine.
C'est également une responsabilité envers l'avenir et les futures générations pour créer de la matière, archiver, construire des objets et des outils qui permettront les futures révolutions sexuelles.

C'est le but de cet ouvrage.

LE REGARD D'UNE SOCIOLINGUISTE, SPÉCIALISTE DES QUESTIONS DE GENRE ET DE SEXUALITÉ : NOÉMIE MARIGNIER

Une approche descriptive et pas prescriptive

Souvent, on pense qu'il n'y a qu'une seule manière de parler et d'écrire le français, celle qui nous a été enseignée à l'école ; que la langue ne change pas et qu'il faut combattre l'introduction de nouveaux mots, qu'ils viennent d'autres langues, comme l'anglais, ou des nouvelles générations. C'est tout le contraire ! Une langue vivante se parle dans une variété d'usages et de styles et on ne parle pas de la même manière selon les situations, selon d'où l'on vient, etc.

Le but de la linguistique n'est donc pas de garantir le bon usage de la langue, de dire comment on doit ou on ne doit pas parler. Non ! La linguistique est une discipline fondamentalement descriptive : elle cherche à exhiber et à comprendre les régularités et les évolutions du langage à partir de la manière dont les gens parlent et écrivent quotidiennement. Elle s'intéresse donc à la réalité de la langue telle qu'elle est parlée, forcément différente des manuels de grammaire.

Ma discipline, la sociolinguistique, cherche plus précisément à étudier la diversité des usages de la langue en fonction de la position sociale qu'occupent les locuteurs et locutrices et des activités dans lesquels iels sont impliqué·es. Il s'agit de se pencher sur la variété des pratiques langagières, et de se demander par qui et pour quoi elles sont utilisées, ce qu'elles révèlent du monde social et comment elles le construisent.

Éclairer les normes de la sexualité qui sont construites par le langage

Le genre et les sexualités sont des questions brûlantes, et le langage a un rôle crucial dans la manière dont ils sont vécus et dont ils existent dans la société : la façon dont on en parle n'est jamais neutre et contribue à façonner nos imaginaires sexuels, à établir et à renforcer certaines discriminations (en humiliant, en stigmatisant, en hiérarchisant certains corps ou certaines pratiques) ; mais c'est aussi une façon de remettre en question cette vision normative et opprimante de la sexualité.

Mon approche de sociolinguiste est alors celle-ci : comprendre comment, lorsque les gens parlent de sexualité, iels peuvent faire circuler des représentations sexistes, homophobes, transphobes ou, au contraire, comment iels tentent par leurs pratiques langagières de défaire ces représentations. C'est ainsi que je m'intéresse dans ce livre aux usages et à la circulation en société des mots de la sexualité, aux réseaux de sens dans lesquels ils s'inscrivent, aux connotations auxquelles ils renvoient – en essayant notamment de montrer comment ils font souvent implicitement référence à une sexualité forcément hétéro, forcément reproductive, forcément pénétrative. Pas question pour moi de dire qu'il ne faut plus jamais employer ces mots-là, mais plutôt d'attirer l'attention sur le fonctionnement de ces expressions qu'on utilise si souvent qu'on ne remarque même plus les représentations de la sexualité qu'elles font circuler.

La société dans laquelle nous vivons étant ce qu'elle est, les mots et leurs usages font forcément appel aux normes des corps et des sexualités qui y circulent. Mais le langage appartient à toustes, et nous avons aussi la possibilité, comme le fait Camille, d'exercer notre créativité langagière pour critiquer ces normes, pour tordre le sens des mots ou pour forger des expressions qui font exister et rendent visibles d'autres pratiques sexuelles et d'autres réalités corporelles. C'est ainsi que nous façonnons nos imaginaires, nos sexualités et nos manières de vivre, au-delà des normes sexistes.

LE Q LIBÉRÉ

Ce chapitre, qui ouvre le bal, met en lumière des expressions dans trois langues : français, espagnol, anglais. Car il faut parfois solliciter le meilleur de chacune pour réussir à se faire comprendre, à dire ce qu'on veut vraiment dire. Ces entrées puent le cul et la liberté. Elles donnent envie de s'exclamer « Je suis libre ! » Par ces mots, je veux retranscrire les cris de guerre fédérateurs d'une génération qui se veut libre. Libre de son corps, libre de sa langue, libre de ses sexualités.

« *¡que no me toques el coño!* »

Une des expressions les plus connues en Espagne, et ce depuis la nuit des temps, est *que no me toques el coño*, équivalent de *ne me casse pas les couilles* en français, mais utilisée uniquement par les personnes possédant une vulve. Existe également *que no me toques los cojones*, « ne me casse pas les couilles », utilisée par tout le monde, y compris les personnes possédant un *coño*.
Cette différenciation de terme pour une même expression symbolise un accès à la vulgarité aussi pensé pour les femmes espagnoles. Parler fort, jurer, se plaindre et envoyer chier n'est absolument pas genré, et cette expression, née bien avant tout mouvement révolutionnaire féministe, en témoigne. Elle n'est pas considérée comme « plus vulgaire » que la proposition masculine : les deux existent et libre à chaque personne d'utiliser celle qui lui conviendra.

C'est qui le con ?

Tout lapin ou lapine qui se respecte est doté·e d'une abondante et douce fourrure, et se blottit dans son terrier. Ainsi, jusqu'au XVIIIe siècle, *conin* (ou *conil*), mot désignant le lapin ou sa galerie, fut aussi employé pour parler du sexe féminin. Sa proximité avec *con*, qui vient de *cunnus* (latin pour dire *vagin*), permet des jeux de mots de plus ou moins bon goût.

« ¡QUE NO ME TOQUES EL COÑO! »

« NE ME CASSE PAS LE CON ! »

le *no bra* club

Le *no bra* est un mouvement consistant pour des femmes et personnes possédant une poitrine à ne volontairement pas porter de soutien-gorge, pour des questions de confort ou des raisons revendicatrices : une volonté de s'affranchir d'un objet qui, pour beaucoup, n'est pas confortable.

Histoire

Durant les années 1970, marquées par la révolution féministe, de nombreuses femmes renoncent à leur soutien-gorge, perçu comme un symbole d'oppression.

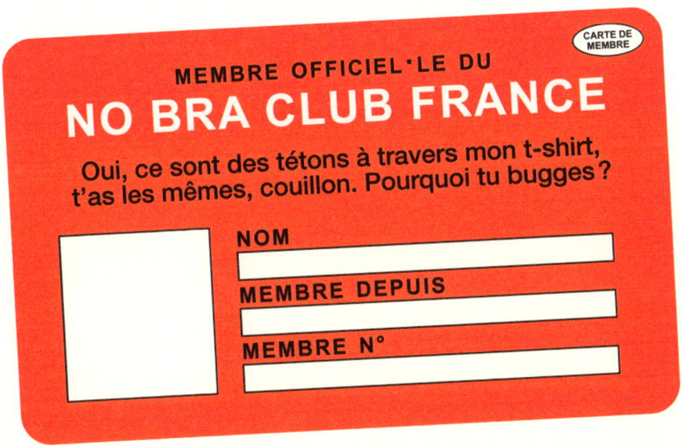
CARTE DE MEMBRE
MEMBRE OFFICIEL·LE DU
NO BRA CLUB FRANCE
Oui, ce sont des tétons à travers mon t-shirt, t'as les mêmes, couillon. Pourquoi tu bugges ?
NOM
MEMBRE DEPUIS
MEMBRE N°

« J'SUIS VNR »

J'ai une petite poitrine, qui ne prend presque pas de place et qui ne me cause aucun mal de dos.
J'ai arrêté en 2020 de porter des soutiens-gorges, dans un premier temps pour une question de confort : les armatures qui cisaillent, les bretelles qui font des grosses marques rouges…
Puis j'ai compris la sexualisation intense que subissaient mes seins, et j'ai surtout compris à quel point cela énervait les gens de me voir me pavaner, sans aucune honte, le torse et la poitrine bombés avec mes tétons apparents, ou seins nus, à la plage. Mais qu'y a-t-il de si énervant, de si choquant ?

La beauté d'une personne libre à la plage, qui fait exactement ce que les personnes qui ne possèdent pas de seins font : ne pas se couvrir.
Alors, j'ai laissé de côté cet objet qui servait presque d'accord de la société envers moi : OK je ne mate pas, mais alors tu les couvres.
Je prends un plaisir jouissif à la plage, l'été, à rembarrer tous les hommes qui se permettent un jugement ou un commentaire du genre : « Bah, il est où ton haut de maillot à toi ? », « Quelle honte, vraiment, les tétons comme ça oklm en pleine crique à Marseille » ou encore « Une honte, tu desserts ta cause, poto ! ».

p.-s. : oui moi aussi ado dans la cour de récré j'ai eu droit aux bruits de couloir : « Si tu mets pas de soutien-gorge, tes seins vont finir par tomber, un peu comme des poires. »

Je pense que le mythe des seins qui tiennent solos et qui sont galbés et bombés, ça marche jusqu'à 30 piges, après ça commence à tomber. Un peu comme tout finalement. Hahahahaha.

« je m'en bats le clito »

Je m'en bats le clito est la version pour les personnes qui possèdent un clitoris du fameux *Je m'en bats les couilles.* Cette expression, qui est aussi le nom de mon compte Instagram, s'inscrit dans une volonté de me réapproprier la langue. De ne pas attendre que la langue change. De ne pas attendre que l'on me propose d'autres solutions, mais d'utiliser des expressions et des mots qui me conviennent, et de voir si d'autres veulent les utiliser.
S'en battre le clito signifie surtout pour moi « se battre pour » et non « contre », cela rime avec « déranger toujours et encore » et avoir conscience de ce qu'il se passe dans cette société patriarcale et sexiste tout en voulant que ça change : une personne qui s'en bat le clito, c'est une personne qui est indignée, qui fait preuve d'impertinence ou qui la valorise et l'encourage chez les autres, c'est une personne qui veut voir le monde changer.

« J'SUIS VNR »

Pourquoi continuer à échanger et à communiquer avec des mots et des expressions qui m'invisibilisent et qui me font passer pour une petite chose, quand je sais et que je prône haut et fort que je suis tout sauf une petite chose invisible ?

S'en battre le clito est une expression qui te soulage ? qui te fait dire « Mais j'ai envie de le crier sur tous les toits en fait ! » ? qui te fait prendre conscience que tu peux aussi avoir la place que tu veux dans la langue française ?

La règle des trois du clito

Avec *je m'en bats le clito*, j'ai voulu éviter de transposer l'expression je m'en bats les couilles en utilisant le mot ovaire qui évoquait la reproduction, le cycle menstruel, qui me ramenait à mon unique fonctionnalité de génitrice (clairement : mégaflemme). Je voulais parler de plaisir, je voulais rendre visible un organe méconnu et mettre un énorme coup de projecteur sur ce que j'appelle « la règle des trois du clito » :

1. Soit tu ne sais pas où il est.
2. Soit tu ne sais pas à quoi il ressemble.
3. Soit tu ne sais pas comment il fonctionne.

Placer clito dans cette expression a été pour moi la porte d'entrée sur des sujets tels que l'excision, les violences sexuelles, le plaisir, la masturbation, la zone G, l'anatomie du sexe dit « féminin » et le sexe non pénétrant, la jouissance et les orgasmes qui ne nécessitent pas de pénis.

LA LIBERTÉ À L'HORIZONTALE

Quand je dis *je m'en bats le clito*, c'est avec grand amusement que j'observe les réactions souvent surprises voire indignées de personnes (qu'à l'inverse l'expression *je m'en bats les couilles* ne choque absolument pas). Tu peux essayer de la placer en plein dîner de famille, juste après que ton oncle sexiste a sorti trois *je m'en bats les couilles de toute façon.* Juste comme ça pour voir sa tronche.

en avoir rien à mouiller

C'est le pendant d'*en avoir rien à foutre*, d'*en avoir rien à battre* ou de *s'en ficher*. Soit « ne pas accorder beaucoup d'importance, d'intérêt et de considération à un fait, une histoire, une circonstance ou à une personne ».
Le mot *foutre* ajoute à cette expression l'image d'une personne qui éjacule du sperme, où iel veut, quand iel veut, et en se fichant absolument de qui nettoiera derrière. *En avoir rien à mouiller*, c'est donc la parfaite transposition pour les personnes qui possèdent une vulve.

VARIANTES

La traduction française de *j'en ai rien à foutre*, dans d'autres langues, ça donne ça :
En espagnol : *Ça m'importe un concombre.*
En allemand : *C'est une saucisse pour moi.*
En finnois : *Ça m'intéresse autant qu'un kilo de merde.*
En grec : *Des fleurs sur mon pénis et des abeilles tout autour.*
En portugais : *Je marche et je chie.*
En arabe : *De la part de mon cul, à mon cul, pour mon cul.*

Source : https://www.instagram.com/p/Cn3rzNgoDaA/?igshid=YmMyMTA2M2Y=

une *big clit energy*

Une *big clit energy* ou *BCE*, c'est l'entrain qu'une personne possédant un clitoris met à vivre sa vie, pleine d'énergie et de positivité, au beau milieu d'un système patriarcal.
C'est un état d'esprit, un cri de guerre et une niaque pour ne pas se laisser faire, pour faire fermer des bouches et pour être impertinent·e.
C'est une expression pleine de puissance, qui ne doit pas être envisagée uniquement comme un état constant, mais aussi comme une succession de petites victoires du quotidien.
(Cette expression s'inspire de *big dick energy* ou *BDE* qui s'applique aux personnes possédant un pénis.)

QUELQUES EXEMPLES

Sortir d'une réunion hyper-challengante
→ « J'ai géré ça en mode *big clit energy*. »

Essayer un vêtement dans lequel on se sent hyper-frais ou fraîche
→ « Papapapa, en mode *big clit energy* la robe. »

Réussir à rembarrer une personne à la suite d'une approche déplacée ou un commentaire complètement irrespectueux
→ « Je lui ai fait fermer son clapet en mode mode *big clit energy* : iel n'a rien compris. »

Le coup de cœur de Camille Le coup de cœur de Camille Le coup de cœur de Camille coup de

J'aime à croire que c'est un réservoir de force qui peut aussi se transmettre, en cas de besoin, d'une personne à l'autre. Un peu comme dans nos rêves les plus fous avec nos téléphones où on se dirait « Je t'envoie 20 % de batterie ; je suis à 100 %, moi ». Eh bien moi je te fais un câlin, histoire de te passer de la *big clit energy* pour le reste de ta semaine.

la minute à soi

C'est une minute que l'on consacre à soi et à son corps. C'est après avoir vu le dernier film de Sophie Hyde *Good luck to you, Leo Grande* que j'ai pensé à cette minute un peu comme si c'était une méditation, un exercice, un mantra, quotidien ou en cas de besoin, d'envie…

Mille excuses, mais je vais devoir spoiler la scène finale qui est d'une beauté sans nom. Après s'être donné pour la première fois de sa vie un orgasme, Nancy, le personnage principal, se dirige vers un miroir. Elle laisse tomber son kimono et se regarde, se contemple, se mate avec douceur et acceptation. De son regard émane une force qui dit : voici mon corps et merci d'être là, je n'ai pas d'avis, juste un constat. C'est d'une force qui dépasse et repousse encore une fois les limites du « body positivisme » : ici, ce n'est pas l'acceptation ou l'amour de son corps, ni la reconnaissance d'une diversité, mais plutôt l'envie de traiter son corps de façon plus factuelle, neutre.

Expérience

Je me suis rendu compte que c'est quelque chose que j'avais déjà plus ou moins l'habitude de faire. Tous les matins, en me maquillant, je m'auto-sauce devant mon miroir : « Mais c'est qui cette bombe atomique ?! », « Un cul, ma sœur, t'as peur » ou encore « Qui est-ce qui va tout déboîter aujourd'hui : c'est bibicheeeeeeeeeeeee ! »
Mais après avoir vu ce film, j'ai voulu repousser mon niveau d'intimité et d'aisance avec l'inconfort, en m'observant dans le miroir, en silence, nue.
Selon *Le Petit Robert*, *observer* c'est « considérer avec une attention soutenue afin de connaître, d'étudier ». Et c'était exactement ça mon idée : me considérer, considérer mon corps avec beaucoup d'attention, sans émettre ou formuler, même pas en pensée, un avis sur ce que je voyais. Est-ce que ça ne me ferait pas du bien de supprimer tout le champ lexical que j'ai à ma disposition pour décrire mon corps ? Est-ce que ça ne me libérerait pas d'un poids énorme ? Eh bien si !
Loin de moi l'idée de sortir un tuto, avec *setting* de lumières et de bougies pour se sentir à l'aise en s'observant, car c'est un acte malaisant, aucun doute là-dessus. Mais, à force de se prêter à l'exercice, on s'y fait et il devient presque banal. Mon idée, c'est plutôt de faire accepter l'idée que la nudité dérange, et la nôtre peut-être encore plus.
Alors prête-toi au jeu, dans la gêne, avec ta façon de te tortiller devant le miroir, avec tes ricanements, ta respiration saccadée et l'envie de te rhabiller parce que « Qu'est-ce que je me sens con·ne, allez on arrête ce truc à deux balles. » Non, tiens bon ! Montre en main, une minute, et tu observes, tu t'observes.
Attention : 60 secondes ça passe vite, et ça devient addictif cette histoire.

CECI EST MON CORPS. POINT.

l'ascendant *Libra sexa*

Tu connais ton signe astrologique, peut-être ton ascendant astrologique. Il y en a douze : Taureau, Bélier, Gémeaux, Capricorne… mais il en manque un, l'ascendant *Libra sexa.*
Libra sexa se dit d'une personne qui assume d'aimer beaucoup le sexe, sans rougir et sans en avoir honte. Cette personne aime en parler, aime le pratiquer, en faire des blagues et ne ment jamais à la question « T'as ken avec combien de personnes? » : elle sort une liste et donne le nombre exact, avec une mise à jour régulière.
C'est la version non sexiste et non culpabilisante du fameux : « Laisse tomber, elle c'est une nympho, mec, elle couche avec tout ce qui bouge. »
C'est aussi la première personne que l'on va voir en courant pour lui dire : « Euhhhhh, j'ai un bouton hyper-chelou à l'entrée de la teuch : je peux te montrer et tu me dis si à ton avis je dois consulter? »

LES IRRÉGU—LIÈRES

Comment expliquer qu'on appelle *règles* un des phénomènes physiologiques les moins réglés ? Parce qu'on n'a pas tenu compte des différences de chacun·e, parce qu'on a uniformisé derrière un seul mot des centaines de milliers d'expériences, parce qu'on a oublié que les règles c'était aussi ce qu'il y a avant, après, à côté. Je propose donc qu'on les renomme les *irrégulières*. L'écart entre les réalités existantes des irrégulières et les mots pour en parler est si grand que j'ai essayé d'inventer des expressions pour le combler. Une façon d'apporter cinquante nuances de rouge à notre vocabulaire.

le syndrome prémenstruel

Le *syndrome prémenstruel*, c'est une série de symptômes physiques et psychiques que l'on peut vivre entre quelques heures et plusieurs jours avant les règles, et qui disparaissent généralement (pour les plus *lucky*) au moment des règles.
Il peut s'agir des seins qui durcissent, qui font mal et/ou qui grossissent, des douleurs dans le bas du dos ou de grosses fatigues. Ça peut aussi être l'impression que « ça se décroche » à l'intérieur, que c'est en train de travailler.

I am pmsing

Les anglophones ont même créé l'expression *I am pmsing*, qui indique une phase bien précise pendant laquelle nous subissons nos SPM (ou *PMS* pour *premenstrual syndrom* en anglais).

LES SYMPTÔMES

Quand j'échange avec des personnes menstruées sur leurs SPM, plusieurs aspects reviennent :

- Des symptômes de plus en plus envahissants qui se rallongent et/ou qui deviennent de plus en plus présents avec les cycles.
- Des symptômes de plus en plus handicapants et effrayants psychologiquement : des pensées suicidaires, des pensées très *dark* avec une envie « d'envoyer tout chier et tout le monde aussi au passage » et des actes d'autosabotage.

On ne nous a jamais appris à connaître notre cycle menstruel par cœur et donc à anticiper les différents aléas hormonaux. Pendant 4 ou 5 mois, je te conseille tous les sept jours de noter comment tu te sens : peau, humeur, besoins, envies alimentaires particulières, psychisme… Mois après mois, tu vas voir des spécificités se dessiner, devenir évidentes, et comprendre comment tu fonctionnes, tu vas en apprendre encore plus sur toi et pouvoir mieux t'organiser et moins subir. « Pourquoi, quatre jours avant mes règles, je pleure devant les pubs pour la SPA ? Pourquoi, la semaine après mes règles, je déborde de créativité ? Pourquoi, six jours après mes règles, j'ai plus envie de sexe que d'habitude et ma peau est juste parfaite ? »

LA LIBERTÉ À L'HORIZONTALE

les règles

Je ris d'avance en écrivant ce texte car c'est le phénomène de mon corps le moins réglé, régulé, réglementé et régulier. Je pense aussi à toutes les personnes qui *ont leurs règles* une fois tous les trois ou cinq mois, à celles qui ne les ont qu'une fois par an, ou encore qui les ont en continu pendant deux semaines et puis plus rien pendant trois mois. Je pense enfin à un classique : le flux des règles qui décroît pendant quatre jours, s'arrête le cinquième jour avant de revenir en force au septième jour, flinguant au passage ton string, ton pantalon et la banquette du métro. Et on appelle donc ce phénomène les *règles*.

Le point de vue de Noémie

Il existe plusieurs expressions autour des règles : *être indisposé·e*, *avoir ses ragnagnas*, *les Anglais ont débarqué*, etc. Toutes ont en commun une certaine euphémisation de la question, à commencer par *avoir ses règles*, fort peu à-propos, comme le dit Camille. Celle-ci invente et propose plusieurs expressions pour évoquer tout ce qui tourne autour : le *check de fluide*, la *galérance menstruelle*, *faire une Pollock*, *faire le Petit Poucet*, la *chute sanguine*, le *doute menstruel*, etc. (voir dans les pages qui suivent). Toutes réfèrent de manière plus ou moins imagée à des réalités certes assez crues mais ô combien partagées. Par contraste, ce qui frappe, c'est la pauvreté de la langue pour décrire ces expériences si banales et habituelles : le tabou des règles est encore bien présent. C'est donc toute une créativité langagière, comme celle de Camille, qu'il faut développer pour parler des *irrégulières* et de tous les phénomènes corporels (plus ou moins agréables) associés, si l'on veut décrisper les discours autour de ceux-ci.

JE PRO-
POSE QUE,
DÉSOR-
MAIS,
ON LES
NOMME
LES

irrégu-
lières

irrégu-
lières

irrégu-
lières

« *se me ha bajado la regla* »

En espagnol, pour dire *j'ai mes règles*, on utilise une expression beaucoup plus imagée qui reprend le parcours de l'endomètre de l'utérus à la sortie de notre vagin : *se me ha bajado la regla*. En traduction littérale : « Elles sont descendues mes règles. » Je trouve cette expression très juste, car les règles ne sortent pas de nulle part.
On utilise aussi l'expression *se me esta bajando la regla* qui signifie « mes règles sont en train de descendre ». Elle permet de décrire cette sensation physique très particulière de les sentir descendre, se décrocher de notre paroi utérine, qui fait qu'on est capable de dire : « Dans deux jours j'ai mes règles. »

(Voir LA GALÉRANCE MENSTRUELLE, p. 63.)

les protections hygiéniques

Protections hygiéniques, c'est l'expression utilisée pour désigner la famille des tampons, serviettes, cups, culottes menstruelles, ou encore éponges vaginales. On trouve aussi *protections féminines*, *protections périodiques* et *protections menstruelles*.

« CECI EST UNE INTERVENTION »

J'ai envie d'attirer l'œil sur *protection*. Au départ une *protection*, c'est l'« action, le fait de protéger, de défendre quelqu'un ou quelque chose (contre un agresseur, un danger, etc.) ; le fait de se protéger ou d'être protégé·e ».

Mais alors, une *protection menstruelle*, ça protège qui et de quoi ?! C'est une protection pour moi ? Pour les surfaces sur lesquelles je vais m'asseoir ? Pour les autres ? Pour pouvoir me sentir protégée de mes propres règles ? Pour protéger mes vêtements et sous-vêtements ?

On se protège d'une IST, d'une MST, d'un virus ou d'une maladie : on ne devrait pas se protéger de nos règles, ni les craindre.

Lorsque j'ai mes règles, je ne ressens pas le besoin de protéger quoi que ce soit ni personne, je ressens le besoin de me sentir à l'aise.

LES AISANCES SOCIALES MENSTRUELLES

J'appelle désormais ça les *aisances sociales menstruelles* car elles servent surtout à ce que personne autour de nous ne soit mal à l'aise face à une potentielle tache que l'on pourrait laisser sur un siège, un fauteuil, un banc ou encore dans les transports en commun.

Il suffit d'observer les différentes réactions qu'on peut avoir lorsqu'on a une fuite chez nous et en public. À la maison, une fuite est presque un non-sujet – et il arrive que l'on se cuisine d'abord un plat avant de se préoccuper de lancer une machine pour notre jogging tout rouge. En public, le premier réflexe lorsqu'une fuite arrive, c'est de regarder autour de nous et de nous sentir honteuses ou honteux.

Ce qui explique cette différence, c'est les autres et notre inquiétude vis-à-vis de ce qu'iels pourraient penser. Pourtant, lorsque l'on saigne du nez, on ne se pose pas la question : on est dég' pour notre pantalon ou notre pull, mais on ne s'inquiète pas plus. Ça devrait être pareil avec les règles. Les règles ne sont pas un phénomène honteux, et la fuite non plus.

(SEX)PRIME-TOI : tu n'es pas seul·e !

- Tapisser sa culotte de quatre serviettes pour éviter les fuites au niveau des fesses pendant la nuit.
- Aller aux toilettes toutes les heures pour vérifier que tout est *good*.
- Mettre un tampon et une culotte menstruelle pour redoubler de sûreté.
- Dormir avec une serviette de bain sous les fesses parce que « flemme de relancer une machine pour la troisième fois depuis deux jours et de dégommer encore une fois mon alaise qui m'a coûté un bras ».

Et toi, qu'est-ce que tu fais ?

- ....
....
- ....
....
- ....
....
- ....
....
- ....
....
- ....
....

Le point de vue de Noémie

Pour ma part, j'ai envie d'attirer l'œil sur *hygiénique*, qu'on trouve aussi dans *tampon hygiénique*, *serviette hygiénique*, etc. C'est souvent dans des énoncés privatifs, qui expriment la négation ou le manque, qu'on trouve *hygiène* et *hygiénique* : « c'est pas hygiénique », « problème d'hygiène », « manque d'hygiène ». On qualifie en fait rarement positivement les lieux, les corps ou les pratiques d'*hygiéniques*, et on utilise plutôt ce mot précisément quand ça ne l'est pas.
Cela contamine le sens du mot, et *hygiénique* est alors auréolé d'une idée de sale, de mal entretenu, de ce qui n'est pas hygiénique, etc. : ce phénomène participe aussi de la honte et du malaise dont Camille parle plus haut autour du mot *protection*.
Bref, les protections hygiéniques, ce sont vraiment les mal nommées !

les culottes de règles

Les *culottes de règles*, aussi nommées *culottes menstruelles*, sont des protections périodiques réutilisables et durables.
Ce sont des culottes avec une doublure au niveau de l'entrejambe, qui remonte légèrement devant et derrière afin d'assurer une protection maximale. On peut les porter, selon les flux, entre 4 et 8 heures. Elles sont nées en 2014 aux États-Unis à l'initiative de la marque Thinx®, puis se sont largement diffusées au Canada avant d'arriver en Europe entre 2018 et 2020.

Culotte de règles

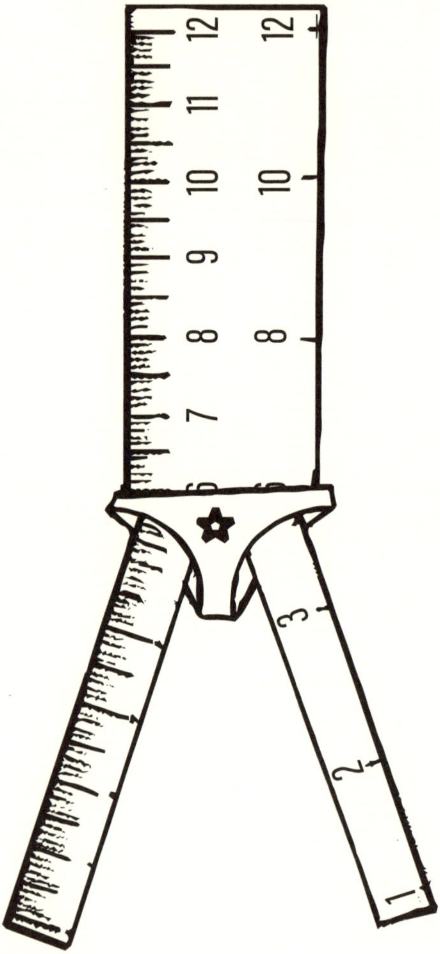

UNE PERSONNE MENSTRUÉE PASSE UN TIERS DE SON MOIS À AVOIR DES SYMPTÔMES LIÉS À SES RÈGLES.

RÉVOLUTIONS !

La première révolution apportée par ces culottes, c'est qu'elles réduisent la *charge menstruelle*, c'est-à-dire toute l'organisation et l'espace mental nécessaires pour assurer le bon déroulé de ses règles (choisir comment s'habiller, vérifier qu'on n'a pas taché son pantalon ou sa chaise, avoir de quoi se changer, penser à changer ses protections, gérer la douleur et les médicaments qu'on a à disposition…). Les culottes mensturelles allègent tout ce quotidien, et on en arrive presque à oublier qu'on a ses règles !
La seconde révolution est financière ! Quand on utilise des serviettes ou des tampons, le coût annuel est de 150 euros en moyenne par an. Les culottes, elles, coûtent 50 euros en moyenne et peuvent être conservées plusieurs années (cinq ans). Le calcul est vite fait !

Source : caf.fr, « Menstruations : les règles ça coûte cher ! »

LA (SEX) LIFE DE CAMILLE

J'aimerais attirer l'attention sur une évolution du vocabulaire.

Ce qu'on appelait *culottes de règles* pendant longtemps, c'étaient toutes ces culottes trouées, tachées, décousues, délavées que je réservais pour les règles. Souvent, d'ailleurs, je les avais conservées en m'étant dit : « Soit je le jette, soit je les garde en culottes de règles. » Cela en dit long… Cette période ne méritait que du sale et du prêt à partir à la poubelle !

Alors qu'aujourd'hui, ce qu'on appelle *culottes de règles* a changé mon quotidien et ma vision de ce moment de mon cycle. J'en porte depuis 2019, et je trouve que ce sont les protections les moins intrusives et les plus fiables qu'il soit. Et, surtout, elles m'aident à me sentir bien dans mon corps, à me sentir fraîche tout au long du mois. Quand avant je me disais « Je m'en fous, j'ai mes règles, je peux mettre une culotte moche », aujourd'hui je me dis « Plutôt dentelle ou tanga ? » sans devoir faire de concession sur mes envies esthétiques. Et ça fait du bien !

le syndrome post-menstruel

Le *syndrome postmenstruel*, c'est une série de symptômes physiques et psychiques que l'on peut vivre entre quelques heures et plusieurs jours après la fin des règles. Ces symptômes peuvent être les mêmes que le syndrome prémenstruel (voir p. 47) mais, dans la plupart des cas, ils sont différents.
Dans les symptômes, on trouve : une grosse fatigue, l'impression que les règles descendent encore, un besoin en fer plus élevé que d'habitude, des douleurs lors des rapports sexuels, des douleurs au niveau des articulations et du cou et une sécheresse vaginale particulière.

LA (SEX)LIFE DE CAMILLE

Dans mon cas, cette période dure à peu près cinq jours et je fais preuve d'une très grande créativité, comme si je repartais à zéro. C'est la période où j'accepte volontiers qu'on m'aide à canaliser mes idées, car je déborde de ressources et ça part dans tous les sens : je n'ai presque aucune pensée limitante et tout me paraît faisable et réalisable. J'aime rester dans mon monde à ce moment-là et j'en profite pour créer les plus beaux *decks*, *moodboards*, écrire des notes d'intentions et dresser la liste des films que je réalise pendant mon sommeil la nuit.

le doute menstruel et le check de fluide

Le *doute menstruel*, c'est le sentiment de doute et de panique qu'ont les personnes menstruées lorsqu'iels éprouvent une soudaine humidité dans leurs sous-vêtements, en dehors de la période où les irrégulières sont censées arriver. Cette sensation d'humidité est généralement suivie d'un besoin urgent d'aller vérifier s'il s'agit des irrégulières qui débarquent ou non.
Le *check de fluide*, c'est ce besoin urgent de vérifier discrètement ce qui vient de couler dans ses sous-vêtements en mettant la main. Le but : dissiper un doute, écarter la possibilité des règles et se libérer du stress. Et donc savoir s'il faut partir en mission commando et remplir sa culotte de P.Q. ou si on peut continuer la journée oklm.
(Grand soupir de soulagement lorsqu'il s'agit de pertes, de sperme qui redescend ou de tout autre fluide que du sang.)

LA LIBERTÉ À L'HORIZONTALE

Cette vérification peut se faire discrètement aux toilettes ou, en cas d'extrême urgence, absolument n'importe où : entre deux voitures, sous la couette encore au lit, à la plage, au boulot, sur le canap avec des potes...

la galérance menstruelle

Le mot *galérance* évoque la difficulté, une situation inconfortable qui nous peine.
La *galérance*, c'est la galère plus galère que la galère.
La *galérance menstruelle*, c'est la semaine ou les quelques jours qui précèdent le début des règles. C'est la sensation très précise de sentir que les règles arrivent, mais qu'elles galèrent à descendre (voir « *SE ME HA BAJADO LA REGLA* », p. 51) : comme si elles étaient trop épaisses et bloquées je ne sais où. Comme si le sang manquait de fluidité, d'hydratation. On les sent descendre, très très lentement. De façon très imagée, ce sont des caillots de sang, compacts, qui peinent à se décrocher de la paroi de mon utérus, puis peinent à descendre, puis se bloquent dans les différentes cavités de mon vagin avant de se frayer, enfin, un passage pour sortir de façon définitive.

LA (SEX)LIFE DE CAMILLE

Instinctivement et naturellement, lorsque je sens que la galérance arrive à grands pas, je ressens une grande sécheresse, une déshydratation aiguë. Ce sont les nuits où je me réveille en urgence, avec la bouche et la gorge très sèches et le besoin de boire d'un coup trois litres d'eau. Du côté de l'alimentation également, mes goûts s'orientent vers des aliments composés à 80 % d'eau : des concombres, de la pastèque ou des tomates. Étrange, non ?

LA GALÉRANCE MENSTRUELLE, CE SONT TOUS LES (De quoi satisfaire les hématophobes.) SYMPTÔMES DES RÈGLES SAUF LE SANG.

la chichi du premier jour

J'appelle à la barre toutes les personnes qui, comme moi, sont prises d'une diarrhée le ou les premiers jours des règles.

Oui, je sais, comme si la fuite d'un seul orifice ne suffisait pas.

L'important est surtout de savoir pourquoi et comment : les prostaglandines sont des substances chimiques sécrétées pendant les menstruations. Elles aident l'utérus à expulser le sang pendant les règles. La prostaglandine stimule les contractions au niveau du côlon, ce qui peut occasionner une diarrhée.

faire une Pollock

Faire une Pollock, c'est enlever un tampon et éclabousser toutes les superficies des toilettes ou de la salle de bains au passage. Cela peut aussi se produire sur les toilettes au moment d'uriner.

FAIRE UNE POLLOCK *VS* FAIRE UNE BOURGET

L'expression *faire une Pollock* reprend le nom de Jackson Pollock, un peintre, figure de proue de l'*action painting* (qu'on traduit en français par *peinture active* ou *peinture gestuelle* ou *abstraction gestuelle*). C'est une technique – et un mouvement artistique – non figuratif qui consiste à projeter, propulser ou faire couler de la peinture sur la toile. Laëtitia Bourget est une artiste française connue pour utiliser le sang menstruel dans toutes ses œuvres. Entre 1997 et 2005, elle a décidé de peindre son sang menstruel sur des mouchoirs en papier. C'est ainsi qu'est né le projet : « Les mouchoirs menstruels ». Disons que faire une Pollock est involontaire et que faire une Bourget est la façon sanguine de faire sortir l'artiste qui sommeille en toi.

À VOS MOUCHOIRS, PRÊT·ES, SAIGNEZ !

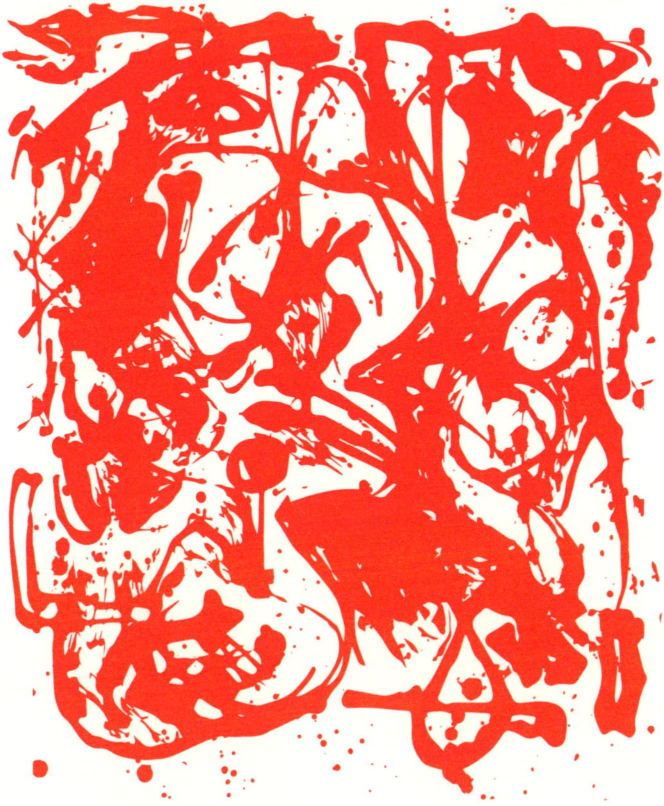

faire le Petit Poucet

Faire le Petit Poucet, c'est le fait de ne pas mettre de mouchoir entre ses jambes en sortant de la douche et de vivre sa vie pendant dix minutes avant de se rendre compte qu'on peut nous suivre littéralement à la trace avec les gouttes de sang.
C'est une course d'orientation, mais avec des méga-indices : on peut identifier facilement le trajet salle de bains – chambre – cuisine – chambre. Et après, on se retrouve à perdre dix minutes à tout nettoyer à quatre pattes dans tout l'appart, entre un air dépité et un fou rire (pas trop sinon ça coule).

LA (SEX) LIFE DE CAMILLE

Je suis la reine de cette performance. Je parle de *performance*, car j'arrive presque à ponctuer mon trajet de points qui ont une taille et un espacement réguliers. Oui, c'est un art.

la chute sanguine

La *chute sanguine*, c'est le lâcher de sang qui, en période menstruelle, suit un fou rire, une toux ou un éternuement. C'est une sensation très soudaine qui, par sa spontanéité, peut effrayer : « Est-ce un carnage dans ma culotte ? »

le culot périodique

Expression pour qualifier l'attitude de toute personne portant des vêtements clairs en pleine période menstruelle.

(Voir UNE *BIG CLIT ENERGY*, p. 41.)

La personne qui ose le
CULOT
PÉRIODIQUE
Est une diva, la
QUEEN
Du monde, elle a les plus gros
OVAIRES
de l'univers, elle **AIME**
le danger, elle est addict à
L'ADRÉNALINE.

la technique du Lavapiés

La *technique du Lavapiés* est une technique de rinçage des culottes menstruelles (voir p. 55). Lorsqu'une culotte menstruelle est pleine, il faut la rincer puis la laver (à la main ou à la machine à laver).
La *technique du Lavapiés*, c'est prendre une douche et rincer sa culotte menstruelle simultanément en l'écrasant sous l'eau avec son pied en exerçant des petites pressions avec la plante du pied pour aider l'eau à pénétrer les différentes couches de la culotte puis à ressortir.

Lavapiés

Lavapiés est un célèbre quartier de la ville de Madrid. C'est mon quartier favori : on y retrouve une mixité sociale qui fait du bien au cœur, des bars à tapas dont l'unique promesse sont les orgasmes cul(inaires) et des affichages féministes qui ont sacrément joué sur l'origine du travail que je développe aujourd'hui.
Les rues Jesús y María, de Lavapiés, Olivar et del Ave María forment un éventail qui converge vers la plaza de Lavapiés. Les maisons y ont été construites autour des ruisseaux et, en forte période de pluie, des torrents convergeaient en un seul cours d'eau qui continuait le long de la calle de Miguel Servet puis du ravin Embajadores. Les eaux se déversaient ensuite dans la rivière Manzanares. Dès qu'il pleuvait, les rues se remplissaient d'eau et surprenaient les passants qui se retrouvaient les pieds dans l'eau : *bienvenid@s a Lavapiés*.

LA LIBERTÉ À L'HORIZONTALE

Cette technique est à privilégier en été ou lorsque tu prends des douches à l'eau froide. L'eau chaude fixe et cuit le sang en le coagulant, ce qui ne permet pas un nettoyage optimal.
Tu peux aussi, 4 ou 5 jours par mois, te taper une déter' et décider de te doucher à l'eau froide. Mais flemme.

avoir à boire et à manger dans sa culotte

C'est l'état de nos sous-vêtements à une certaine période du cycle hormonal : les pertes ou glaires cervicales sont abondantes, humides et assez pâteuses. On observe ce phénomène plus ou moins 7 à 9 jours après la période d'ovulation qui, pour rappel, commence six jours après la fin des règles.

Avoir à boire et à manger dans sa culotte est une expression qui a le mérite d'être très réaliste, surtout quand on est sur les toilettes à essuyer sa culotte avec du papier et à se demander : « Mais d'où peut sortir autant de matière? »

Pour info

Pendant la période d'ovulation, il arrive à certaines personnes de porter des protège-slips ou même des culottes menstruelles.

LA (SEX) LIFE DE CAMILLE

J'ai toujours pris ma douche avec mes ami·es qui possédaient une vulve : sans gêne, sans hésitation, comme un rituel. Et c'est comme ça que j'ai pu découvrir la diversité des corps, de l'apparence des sexes… et des fluides! On arrive dans la salle de bains, on se déshabille, on envoie valser sa culotte avec tout ce qu'elle contient : on comprend alors que les fluides de chacun·e sont différents. Il suffit que l'un·e d'entre nous soit en période d'ovulation ou juste après, et donc avec des pertes plus abondantes, un peu jaunes et pâteuses, pour qu'un·e autre s'exclame en riant avec bienveillance : « Bah meuf, il y a à boire et à manger là-dedans! »

la crampe fulgurante du périnée

Ce phénomène a lieu en général lors des deux premiers jours des règles. Il s'agit d'une contraction du périnée qui irradie toute la zone et peut même lancer dans le bas du dos et les jambes. La crampe est soudaine, ne prévient pas et immobilise de quelques secondes à quelques minutes la personne qui la vit.
On se retrouve à serrer les fesses et tendre les jambes en espérant et priant pour que cette contraction soit la seule et pas trop longue.
Pour certaines personnes, ces crampes sont vraiment très douloureuses et peuvent être accompagnées de sueurs, de nausées voire d'évanouissements pour les pics de douleurs les plus intenses. FUN.

le retard faussé

Le *retard faussé*, c'est le moment où l'on se rend compte, soit par le retour des règles, soit par un test de grossesse négatif, que nous ne sommes pas enceint·es alors qu'on pensait que si.
C'est la seule expression du livre que j'ai modifiée après l'avoir formulée. Au départ, j'avais pensé à *faux retard*. Mais *faussé* me semblait plus fort, plus juste. Il insiste davantage sur l'idée que ce sont des phénomènes et des facteurs qui nous auraient induit·es en erreur. Alors que *faux* porte l'idée d'une erreur, de quelque chose qu'on n'a pas su faire ou qu'on a mal fait, tel·le un·e athlète qui aurait fait un faux départ au 100 mètres. Mais l'athlète est là pour performer, pas nous.
En posant sur papier mes idées sur ce sujet, je me suis rendu compte à quel point je me concentrais sur l'aspect technique du retard, alors que je voulais en parler avec bienveillance, tant émotionnelle que linguistique (c'est d'ailleurs ce que j'ai voulu faire tout au long de ce livre : oui, parlons des mots, mais en remettant les gens et leurs besoins au cœur du propos !).

NOUS NE SOMMES PAS DES MACHINES

On connaît davantage la joie qui accompagne l'arrivée des règles alors qu'on avait du retard, qu'on pensait être enceint·e, qu'on ne le voulait pas et que « magad, gérer une grossesse non désirée, v'la le doss ». Moins l'autre versant de ce retard, celui d'une grossesse espérée qui n'est finalement pas là : on en parle moins. J'aimerais donc attirer votre attention sur les émotions qui accompagnent souvent ce retard faussé : une grande tristesse, un désespoir et une désillusion totale parce que « J'y croyais bordel ! ».

J'ai pu voir nombre de mes amies, se genrant au féminin, dégoûtées, en pleurs et tristes parce qu'elles pensaient qu'elles étaient enceintes et finalement non.
J'ai pu observer comment cette difficulté à tomber enceinte, qui pouvait parfois durer plusieurs années ou toujours, venait miner leur confiance en elles, leur capacité à se sentir femme.

Sortaient de leurs bouches des propos, des interrogations et un même constat : « Mais, physiologiquement, je suis censée y arriver. Je suis conçue pour ça, pourquoi ça ne marche pas? »

Le problème dans notre société, ce n'est pas la maternité, mais l'injonction à la maternité. C'est cette façon qu'on a eue, et qu'on a encore, de nous renvoyer à notre fonction biologique de procréation. Alors que notre réalité peut être en complète rupture avec ça : on n'a pas envie, on n'a pas trouvé la personne avec qui, on n'a pas pris le temps, on n'y arrive pas…

Se percevoir soi-même comme un produit, avec différentes fonctionnalités, et se sentir diminué·e dès lors que la fonctionnalité « *baby making* » prend plus de temps ou n'est pas utilisable : là réside la violence de l'injonction patriarcale à la maternité (sans vouloir te plonger dans un épisode de *Black Mirror*…).

CE QUI EST
VIOLENT
CE N'EST
PAS
LE RETARD

C'EST CE
QU'ON NOUS
A FAIT
CROIRE
QU'IL DISAIT
DE NOUS.

LA MASTUR—BATION

Dans ce chapitre, j'avais envie de parler de la masturbation non pas comme un moment ou comme une alternative au sexe avec un·e ou des partenaires, mais comme un outil. Un outil pour nos corps et nos désirs. Un outil qu'on est libre d'utiliser quand on veut. Chaque mot ou expression illustre une forme de masturbation volontaire, qui n'est pas subie ou pratiquée au hasard. Ce sont des masturbations conscientes. On sait pourquoi, pour quoi, où, comment et pendant combien de temps.

le *humping*

Humping vient du nom anglais *hump*, qui signifie « bosse ». Le verbe *to hump* signifie « baiser, sauter ».
Pour beaucoup de personnes, le *humping* est la première technique de masturbation pratiquée ou du moins la plus instinctive. Elle consiste à frotter son appareil génital à une partie du corps de son ou sa partenaire (cuisse, genou ou pubis) ou à un quelconque objet (couette, coin de table – attention, merci –, cuvette des toilettes, chaussettes, t-shirt roulé…).
Petit·e, on pouvait se frotter contre un doudou ou contre un de nos coussins qu'on compressait pour former une bosse après. Et ensuite on le chevauchait.

LA (SEX) LIFE DE CAMILLE

Quelle catastrophe cela a été lorsque j'ai appris ce terme à 20 ans, trop tard, beaucoup trop tard. (En lisant ce passage, tu te diras peut-être toi aussi : « Ahhhhhh, mais ça a un nom en fait ! »)

Éducation

Beaucoup de parents ne savent pas que certains enfants se frottent dès l'âge de 1 an et sont pris de panique et grondent l'enfant en lui expliquant que « ce n'est pas bien » ou qu'« iel n'a pas le droit de faire ça ». Dans ce cas-là, il faut plutôt expliquer à l'enfant que c'est son corps, qu'iel a le droit, mais que c'est une pratique à réaliser seul·e dans sa chambre et pas sur l'accoudoir du canapé sous les yeux des invité·es.

le *womanizer*

Dans les sextoys, il y a un leader du marché : le *womanizer.* C'est le modèle phare de la marque du même nom. Son secret : il crée un effet de micro-pulsations et de succions directement sur le clitoris. Il a révolutionné le plaisir féminin et sa représentation en développant l'image de la masturbation féminine par voie externe, et en venant casser celle du gode à la forme phallique et destiné à la pénétration.

On utilise aujourd'hui le mot *womanizer* comme synonyme de *sextoy*. En partant en week-end, il n'est ainsi pas rare de rappeler à ses ami·es : « Prends ton *womanizer* dans la valise et n'oublie pas de le charger », même s'il s'agit d'une autre marque.

(Pour info, quand le nom d'une marque devient le nom de l'objet, on appelle ça une *antonomase*. C'est le cas de *frigidaire*, *sopalin* ou encore de *scotch* et, désormais, de *womanizer*).

LA (SEX) LIFE DE CAMILLE

Leader du sextoy en Europe, la marque est une référence pour les premiers achats et je crois qu'il ne se passe pas une semaine sans qu'on me demande sur Instagram un code promo pour l'« achat d'un *womanizer* qui a l'air de nous envoyer sur Pluton en quelques secondes ».

FUN FACT

La masturbation et le kif de la masturbation, c'est avant tout du temps à avoir et à y dédier. Selon les chiffres communiqués par Womanizer®, les ventes ont augmenté de 40 % en France pendant le confinement.

Avec le temps passé chez soi, les envies d'investir enfin de l'argent et du temps dans son plaisir solitaire se sont fait sentir. Pour notre plus grand bonheur.

Confinement = s'épiler moins pour se masturber plus.

une branlette

Dans l'imaginaire collectif, lorsqu'on pense à une *branlette*, on y associe un pénis et pas un clitoris.
Le terme *branlette* sous-entend l'idée d'un truc facile, rapide, droit au but, économique. On l'entendrait presque accompagné d'un *p'tite* à chaque fois.
L'expression *c'est de la branlette intellectuelle* (synonyme de *c'est un truc facile*) est aussi intéressante. D'autant qu'on ne dit pas *c'est du doitage intellectuel*. Est-ce à dire que faire quelque chose de bien, efficacement, n'appartient qu'aux hommes ? Que les femmes ne sauraient faire que compliqué et long, à l'image de la sexualité qu'on leur prête ?
Or, pour rappel, au même titre qu'un clitoris bande, eh bien, il se branle. Les pénis n'ont donc pas le monopole de la branlette.

À TABLE

En cuisine, une branlette est une saupoudreuse de sucre glace. On doit exercer un mouvement de va-et-vient à l'aide de notre poignet pour faire sortir le sucre glace, blanc.
Je te laisse imaginer les différents bruits, réflexions, gestes et moments complètement déplacés que cet objet offre en cuisine.
Un vrai moment de bonheur à l'heure où un terme existe déjà : une *saupoudreuse*.

Le point de vue de Noémie

La *branlette* est aussi une technique de pêche consistant à secouer la ligne : le geste est définitivement évocateur. Même si, dans ce dernier cas, je n'ai pas pu établir de lien entre ces deux sens de *branlette*, qui semblent tous les deux dérivés séparément de *branler*. En ce qui concerne la branlette de cuisine, on remarque que, pour une fois, c'est un terme du domaine de la sexualité qui semble avoir été transféré au domaine de la nourriture (contrairement à tous les mots de la nourriture qui servent à désigner le sexe féminin, voir p. 150). Si *branlette* est un mot du XIXe siècle, *branler*, au sens de « masturber », est beaucoup plus ancien : *Le Robert* le date comme antérieur à 1585.

la télémas-turbation

La *télémasturbation*, c'est la combinaison d'une journée de télétravail et d'une séance de masturbation, presque régulière.
C'est une activité en vogue depuis le Covid-19, l'idée étant d'alterner les vidéoconférences, les mails et les orgasmes.
De quoi être plus souriant·es pour enchainer les huit calls de trente minutes et les quatre vidéoconférences d'une heure.

Old school

Avant la pandémie, télémasturbation évoquait les souvenirs de l'adolescence, quand nos potes passaient une bonne partie de leurs après-midi à se branler seul·es ou à plusieurs sur un canapé dans une chambre devant des films pornos mis sur la télé.

la masturbation gestationnelle

La *masturbation gestationnelle* désigne les séances de masturbation et les besoins d'ocytocines en masse que peuvent ressentir certaines personnes enceintes.
Je me revois encore discuter avec une de mes meilleures amies qui m'expliquait qu'elle se shootait aux orgasmes en se masturbant à longueur de journée lors de sa première grossesse : « Ça me fait du bien et ça fait du bien à mon bébé aussi », concluait-elle de façon hyper-pragmatique.

la masturbation simultanée

La *masturbation simultanée* consiste à se masturber en même temps que son, sa ou ses partenaires.
Elle peut se pratiquer en visio, côte à côte ou, pour encore plus éveiller tous les sens, en *face to face*. En se regardant dans les yeux, on peut synchroniser la cadence, faire du *edging* et jouer avec l'excitation, avec le plaisir et même jouir, orgasmer et éjaculer en même temps.
On a très vite envie de toucher l'autre mais, dans ce cas, le principe c'est de résister à cette pulsion.

NE PAS CONFONDRE...

... avec la *masturbation mutuelle* qui consiste à masturber son ou sa partenaire en même temps qu'iel nous masturbe. Elle peut se pratiquer allongé·es, debout ou assis·es, côte à côte, face à face, accroupi·es ou même dos à dos. On peut y inclure un aspect ludique : qui des deux arrivera à offrir un orgasme à l'autre en premier ?

J'adore l'idée du jeu et de l'interdit : « Tu peux regarder mais pas toucher. » C'est un super moyen de voir comment l'autre se masturbe (les subtilités, les zones et les réactions) pour plus tard, à un autre moment, essayer de lui faire la même chose. C'est aussi une façon de faire du sexe à distance et d'avoir un moment partagé de sexualité commune quand les fuseaux horaires et les hémisphères nous séparent.

LA LIBERTÉ À L'HORIZONTALE

L'EXCI—
TATION

Dans ce chapitre, on retrouve les termes *éveil*, *feu* ou encore *cœur* et *battre* : c'est chaud, presque corrosif, et ça décrit parfaitement cet état qui nous rend vivant·es, ce pont entre l'avant et l'après, ce moment où nos corps et nos sens s'éveillent.

mouiller de la bite

Ce phénomène s'observe chez certaines personnes possédant un pénis lorsqu'elles sont très très très excitées : du liquide préséminal, qui a une texture de lubrifiant (très filandreux, transparent, assez liquide et surtout très glissant) sort alors du méat urinaire. Ce n'est pas du sperme même si, attention, il peut tout de même contenir des spermatozoïdes.

DANS LE MÊME BAIN

Comme le précise Noémie, quand on utilise le mot *mouiller* c'est généralement pour parler des vagins. Et pourtant les pénis mouillent aussi ! C'est en échangeant avec mes amis gays que j'ai entendu pour la première fois *mouiller* dans la bouche d'une personne qui possédait un pénis pour parler de son propre sexe. Je n'ai jamais demandé à un de mes partenaires s'il mouillait, ni même pensé à lui communiquer le fait que je sentais qu'il mouillait. Alors même que je sais à quel point cela m'excite quand on me le demande ou quand on me dit que c'est le cas ! Et surtout combien cela est rassurant d'avoir un partenaire qui fait attention à la lubrification d'un rapport. Enfin, fait suffisamment remarquable pour être mis en avant : c'est le vocabulaire du corps féminin qui est ici repris pour parler du corps masculin, alors que d'habitude c'est l'inverse.

Le point de vue de Noémie

C'est un phénomène moins connu et moins emblématique de l'excitation que les sécrétions vaginales, ce qui explique pourquoi on précise *de la bite*. On rencontre à l'inverse plus rarement *mouiller de la chatte* : c'est *mouiller* tout court qui est plutôt utilisé pour les vagins.

avoir la chatte en feu

C'est « être très excité·e » pour les personnes qui possèdent une vulve.
Ce que je trouve très intéressant dans cette expression, c'est qu'elle est presque à prendre littéralement du point de vue des sens et des sensations.
Il arrive, lors de situations de forte excitation préalable à un rapport (dîner où l'on se chauffe, sextos, drague prolongée en soirée…), d'être tellement excité·e que la sensation de chaleur est presque brûlante. Il arrive aussi d'être tellement excité·e qu'on en a des douleurs dans le ventre et au niveau des lèvres.

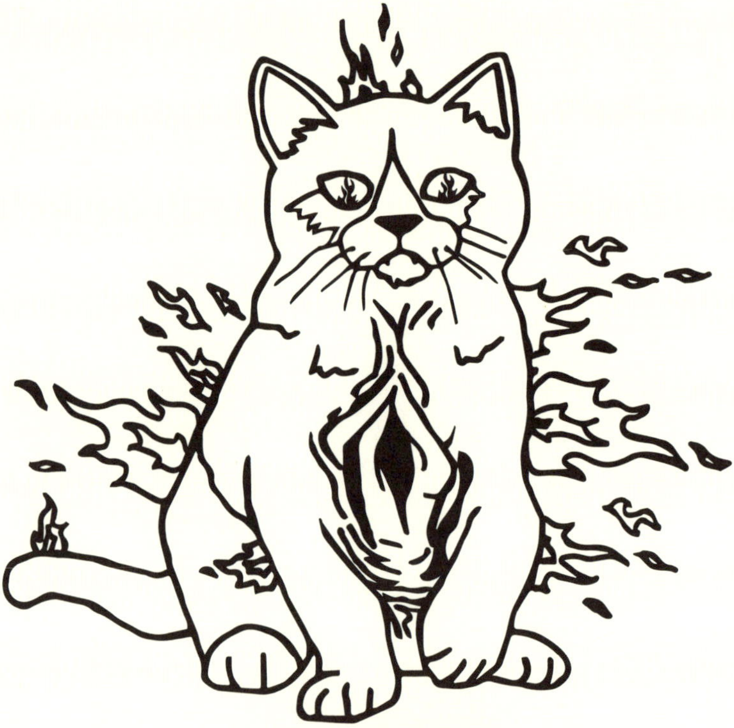

La chatte en feu

« J'SUIS VNR »

Il est d'usage d'entendre de la bouche de certaines personnes que telle ou telle meuf a beaucoup trop la chatte en feu pour expliquer :

1. Qu'elle a une activité sexuelle élevée.
2. Pourquoi « elle fait partie des femmes avec qui je ne coucherai pas ».

Comme un besoin d'être rassuré·e sur le fait que cette personne-là ne pourra pas comparer votre « performance » avec celle d'autres personnes ? Comme si on évaluait la valeur d'une personne en fonction du nombre de personnes avec qui elle avait couché, comme si cela la salissait ?

MAIS QUI ÊTES-VOUS AU JUSTE ?
LA POLICE DU CUL
ET DE CE QUE L'ON EN FAIT ?

Tout commentaire sur l'activité sexuelle d'une personne – qu'elle soit proche du néant ou au rythme effréné – n'a pas lieu d'être et ne nous regarde pas. Nous n'avons pas à projeter nos insécurités sexuelles sur la vie sexuelle d'autrui.

DONC SI J'AI LA CHATTE EN FEU,
MERCI DE L'ÉTEINDRE AVEC BEAUCOUP DE SALIVE.

avoir la trique

Selon *Le Petit Robert*, une *trique* est un nom féminin qui désigne un « gros bâton utilisé pour frapper quelqu'un ». *Avoir la trique* signifie « bander ».
Je me demande juste : qui frappe-t-on avec un pénis ?
C'est la parfaite transition pour parler du mot *bifle* : rendez-vous en page 259 pour en savoir plus.

UNE VIRILITÉ À REVOIR ?

Nous sommes ici dans le champ lexical de la grandeur et de la dureté, qui perpétue (ENCORE) cette représentation du pénis comme un grand organe, symbole de pouvoir, et qui entretient une insécurité et un diktat pour les hommes et les personnes qui possèdent un pénis. C'est ce mythe de la grandeur et de la puissance que de nombreuses personnes essaient aujourd'hui d'éradiquer dans leur conception de la virilité, car ces choses n'ont simplement aucun rapport entre elles : *ne pas bander (dur)* et *ne pas avoir un grand pénis* ne sont pas synonymes d'*impuissance* ou d'un manque de virilité ; la confiance en soi ne doit pas reposer sur la capacité qu'on a d'obtenir une érection bien dure ; on peut pleurer et avoir un pénis ou se sentir homme.

l'éveil du clit'

L'*éveil du clit'*, c'est la fois où le vélo, le cheval ou le manège n'ont pas été uniquement un kif de divertissement.
C'est la fois où tu as failli avoir un orgasme sur ton vélo en allant voir ta cousine avec ta robe et tes tongs, alors que tu n'avais rien demandé à personne.
Le vélo est, depuis, devenu un de tes moyens de transport préférés alors qu'avant tu râlais dès qu'une balade digestive dans le bois de Fontainebleau se profilait. Muahahahahahahaha.

p.-s. : ouais, ouais, va chercher des fraises pour le p'tit déj de demain, c'est ça.

sentir son cœur battre dans son sexe

Sentir son cœur battre dans son sexe, c'est une sensation liée à un état d'excitation sexuelle. On a l'impression qu'il existe un canal qui lie nos pulsations cardiaques à nos lèvres génitales. C'est une synchronisation parfaite entre le cœur qui s'emballe et la schneck qui s'emballe tout autant. La sensation est décuplée en position assise.

Imagine : un *date*, un dîner, avec un teasing et un flirt intense qui dure depuis quatre ou cinq heures. Tu n'en peux plus, tu as envie de sauter sur l'autre, mais tu patientes et tu fais monter la tension sexuelle. Tu as chaud, ton cœur bat fort et tu le ressens également en bas.

Tu feras attention la prochaine fois, c'est assez intense. Comme une petite voix prête à exploser car la jauge est pleine.

SENTIR SON CŒUR BATTRE DANS SON PÉNIS

Les personnes qui possèdent un pénis peuvent aussi ressentir cela. Pas au même moment, c'est-à-dire pas au moment où l'excitation monte, mais quand l'éjaculation est proche. Un peu comme une sensation de pompe qui commence à manœuvrer pour faire sortir le liquide. C'est un très bon indicateur physique que le *edging* peut démarrer si on le souhaite : les signaux sensoriels et physiques nous annoncent que le compte à rebours a commencé.

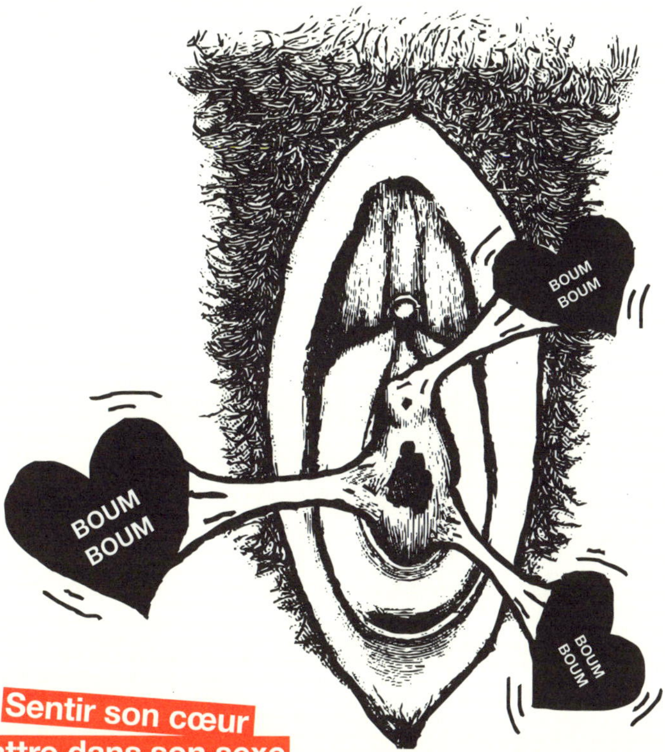

Sentir son cœur battre dans son sexe

l’excitation dissociée

C’est le fait de produire des sécrétions vaginales associées à l’excitation en dehors d’un rapport sexuel.

(Voir LA GAULE SURPRISE, p. 132.)

Exemple : acheter des *citrons* 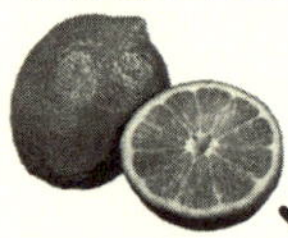 ou faire la queue à la *pharmacie* 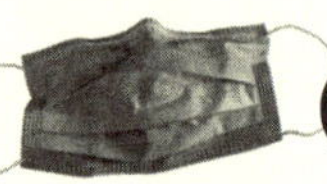 et sentir que l’on mouille sans véritablement savoir *pourquoi*.

la chasse au sent-bon

C'est ce moment où une odeur de peau ou un parfum passe sous ton nez et que tu te transformes en agent·e de grade 12 au FBI. Tu vois les agent·es dans *FBI : portés disparus*?? La même.
Je me suis déjà vu suivre un mec pendant trente minutes avant de me faire peur et d'aller lui demander son parfum. (C'est d'ailleurs fou à quel point, quel que soit son apparence, une personne dont l'odeur nous séduit tombe automatiquement dans la case des « Tu me plais, je te veux et c'est physique ! ».)
Les odeurs qui nous attirent (au point qu'on les chasse…) matchent généralement avec des odeurs que l'on affectionne particulièrement : la vanille ou le bois de santal, par exemple. Ou bien ce sont des odeurs qui viennent activer notre mémoire, nos madeleines de Proust olfactives : l'odeur d'un·e ex, d'une personne que l'on a aimée ou que l'on aime, l'odeur de la pièce après le sexe, l'odeur des draps, etc.

LA MÉMOIRE OLFACTIVE

Ce procédé s'appelle la *mémoire olfactive*. Lorsque notre mémoire emmagasine des souvenirs, elle enregistre aussi les émotions et les expériences sensorielles qui y sont liées : le plaisir de l'odeur d'un cou, d'un vêtement (le t-shirt de la personne qu'on aime, par exemple), le sentiment de sécurité dans les bras de cette personne ou l'odeur que dégageait son corps lorsque vous couchiez ensemble, etc.

Quand on inspire, des molécules entrent dans notre nez et sont recueillies par des neurones olfactifs. De là, ces informations olfactives sont interprétées et, pour certaines, stockées par notre cerveau. C'est la raison pour laquelle certains bébés sont rassurés en étant en contact direct avec leurs parents ou l'odeur d'un doudou parfumé.

LES ORGASMES

« S'écrire. Se réinventer. S'autoriser », écrit bell hooks dans *De la marge au centre. Théorie féministe.* C'est avec cette même philosophie que j'ai voulu répondre à la question : « (Bordel), comment accéder au plaisir suprême, comment en parler, comment multiplier les orgasmes et les assurer, lorsque les mots n'existent pas pour les décrire ? » Très loin de l'injonction à jouir et orgasmer à tout prix, j'ai souhaité apporter des solutions, des nuances. Ici, il n'est pas question de « l'orgasme », fantasmé, qui traîne avec lui l'illusion d'une lointaine destination rêvée… mais inconnue. Ici, je parle DES orgasmes, de leurs palettes, de leurs déclinaisons. Pour les connaître, éventuellement les maîtriser, et surtout les nommer pour reconnaître leur réalité et s'autoriser à les avoir.

orgasmer

Orgasmer signifie « atteindre l'orgasme ; avoir un orgasme ». L'orgasme est la réponse physiologique au plaisir sexuel ; il est le paroxysme de ce plaisir, son point culminant.

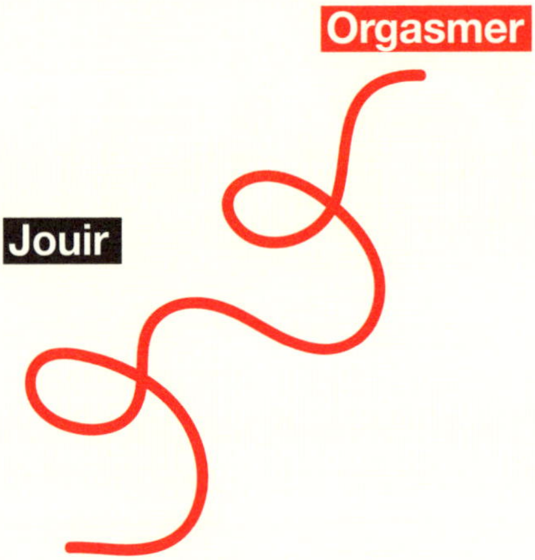

L'orgasme est associé à plusieurs réactions physiques comme des contractions périnéales, le souffle qui s'accélère, la peau du cou et de la poitrine qui change de couleur, les jambes qui tremblent, les yeux qui roulent, les tétons qui durcissent, les pupilles qui se dilatent… Il peut aussi être associé à l'éjaculation ou non.
Et il ne vient pas toujours, et c'est pas grave.

LA (SEX) LIFE DE CAMILLE

« Mais t'as pas eu d'orgasme ! » m'a-t-il dit, tout triste et préoccupé.
Après ça, j'ai essayé de lui expliquer pendant de longues minutes que je m'en foutais de ne pas avoir eu d'orgasme :
« Je n'ai pas eu d'orgasme cette fois-ci, mais ce qu'il faut que tu comprennes c'est que, avec toi, j'ai atteint un stade de plaisir et que j'ai ressenti des sensations que je n'arrive pas à recréer, moi toute seule. C'est tout aussi important, ouf, excitant.
Si tout ne tenait qu'à l'orgasme, je m'en ficherais de toi : je gère très bien toute seule. Mais la chaleur de ta peau, que tu me fasses découvrir certaines zones érogènes de mon corps que je ne connaissais pas, ce que ça me procure de savoir qu'on va se voir, à quel point j'ose certaines choses parce qu'avec toi je me sens la meuf la plus sexy de l'univers !, ressentir du plaisir en continu pendant des heures, les frissons quand tu me glisses certaines choses à l'oreille… Ça, ça vaut tous les orgasmes que je n'ai pas eus.
C'est super que tu te soucies du fait que j'orgasme ou pas. Vraiment. Mais viens, on oublie la performance, le cul ce n'est pas une to-do-list. C'est le seul moment où j'accepte de perdre le contrôle (ça va beaucoup mieux, mais tu sais à quel point j'ai besoin de tout contrôler). C'est super touchant parce que ce n'est pas toujours le cas et le fait que tu t'en soucies est vraiment attendrissant, mais je vois le cul comme un ensemble. Et ce qui compte pour moi avec toi, c'est tout ce que je ne peux pas me procurer toute seule.
P.-S. : T'es dispo la semaine pro ? »

Vague orgasmique

J'aime comparer l'arrivée de l'orgasme à des rouleaux de vagues. Certains viennent de trèèèèèèssss loin, on les sent arriver, monter petit à petit ; d'autres sont très soudains, comme une vague que l'on n'a pas vu venir et on se retrouve un sein à l'air et une algue dans le nez. (D'ailleurs, c'est marrant : lorsqu'une vague arrive, on retient sa respiration, et certains orgasmes peuvent nous couper le souffle au passage, comme une apnée de quelques secondes avant de sortir la tête de l'eau.)

jouir

Pour expliquer la notion de jouissance dans la sexualité, j'aime ramener ce terme à des contextes non sexuels. On l'entend, par exemple, lorsque l'on parle d'un·e bon·ne vivant·e en ajoutant que « c'est une personne qui *jouit de la vie.* »
Jouir signifie « profiter, être dans un moment plaisant ».
La *jouissance* n'a rien à voir avec l'*orgasme* (voir p. 102).
C'est un état de plaisir, de « profitage », j'ai envie de dire. Qui peut, ou non, mener à l'orgasme.

Gozar

En espagnol, il existe un mot très précis, qui n'est jamais associé à la sexualité, *gozar*. Il signifie « prendre plaisir ». D'ailleurs, lorsque l'on sait qu'une personne s'apprête à passer un moment agréable, on s'exclame : « *GOZALOOOOOOO* », qui signifie « PROFITEEEEE AU MAX ! »

LA (SEX)LIFE DE CAMILLE

Lorsque l'on me demande dans le cadre sexuel « est-ce tu as joui ? », je réponds « oui », si j'ai ressenti du plaisir, et je fais souvent la nuance : « J'ai joui et orgasmé. »

les orgasmes théra-peutiques

Je pense aux personnes qui souffrent de migraines, qui peinent à s'endormir, qui font de l'anxiété et qui vivent des douleurs avant, pendant ou après les menstruations. Dans ce cas, il n'est pas question de plaisir ou de partage d'amour avec une personne ou avec soi-même. Les orgasmes, et notamment ceux qui arrivent par des séances de sexe solitaire, deviennent la réponse à un besoin sanitaire pour s'apaiser, calmer les douleurs ou encore s'endormir.

(Voir LE SOMMEIL ORGASMIQUE, p. 114.)

LA (SEX) LIFE DE CAMILLE

J'utilise personnellement cette technique lorsque je vis des crises d'endométriose très intenses et que c'est encore trop tôt pour prendre un nouvel antalgique. S'il me reste encore une heure avant de pouvoir reprendre un médicament, que les bouillottes, les exercices de respiration et les autres positions pour me soulager ne font pas d'effet, les orgasmes et leurs shots d'ocytocine me permettent de calmer la douleur.

L'accouchement orgasmique

De nombreuses personnes ayant accouché ont rapporté avoir eu un orgasme. On parle alors d'*accouchement orgasmique*. En anglais, on appelle ça le *birthgasm* (formé sur la contraction de *birth*, « naissance », et de *orgasm*, « orgasme »). Il se présente sous plusieurs formes :

- l'orgasme qui arrive sans qu'on le prévoie et qui est provoqué parce que, au moment de l'expulsion, les terminaisons nerveuses du clitoris présentes à l'intérieur du vagin viendraient être stimulées ;
- l'orgasme que l'on provoque, volontairement en se touchant, en se caressant, en faisant l'amour avec sa ou son partenaire, en stimulant des zones érogènes, avec un vibro, etc.

L'idée, avec l'accouchement orgasmique « provoqué », c'est d'essayer d'accueillir la douleur avec positivité et de la transformer en plaisir. Attention, à l'inverse, pour d'autres personnes, l'accouchement a été synonyme de traumatisme et de « pire moment de leur vie » ; d'autres encore témoignent ne pas avoir eu la disponibilité émotionnelle suffisante à ce moment-là pour envisager d'avoir un orgasme.

En évoquant le sujet, loin de moi, donc, l'idée de faire de ce phénomène une norme et de créer un complexe, mais simplement d'ouvrir la voie à d'autres façons d'envisager l'accouchement.

le *post orgasm glow*

« Meuffff, c'est quoi ce *glow*? » me demande ma pote quand j'arrive avec 45 minutes de retard au restaurant. C'est ça, le *post orgasm glow*. C'est chimique, physique, mais c'est surtout ce je ne sais quoi qui émane de la personne après un, enfin plutôt plusieurs orgasmes qui ont eu lieu dans les deux heures qui précèdent.
Ma peau n'est pas la même, je ne marche pas de la même façon, je n'ai pas la même assurance, ni le même sourire, et la mise à jour de l'ordre des choses importantes se fait presque instantanément.

Ce que disent les dictionnaires :

Glow NOM MASCULIN : LES ÉNERGIES ET TOUT CE QUI ÉMANE D'UNE PERSONNE.

Les orgasmes comme levier professionnel

Avant un rendez-vous important : la négociation d'un contrat, le pitch d'un projet, la présentation d'un concept, une mise en relation avec de gros enjeux, etc., je me mets en condition physique, intellectuelle, stylistique mais aussi hormonale.

Physique : la façon dont je me tiens, dont je marche, dont je serre la main, les expressions de mon visage.

Intellectuelle : l'humour, la façon dont je vais me présenter, parler du projet, connaître les informations nécessaires sur la personne en face et savoir en faire bon usage.

Stylistique : comment m'habiller en fonction de tel ou tel rendez-vous, comment me maquiller, bijoux ou pas, et enfin est-ce intéressant – et cela joue-t-il en ma faveur – de garder mes lunettes de soleil tout au long du rendez-vous ?

Hormonale : les orgasmes que je vais me procurer quelques minutes avant de me rendre à mon rendez-vous afin d'activer dans mon cerveau les récepteurs à dopamine et à neuropeptides, comme la vasopressine, mais surtout l'ocytocine.
Les chercheurs ont démontré que la libération de ces hormones engendre un sentiment de bien-être et de satisfaction dont les effets sont ressentis pendant en moyenne 48 heures. Tout est plus simple, et ce que je dégage lors des cinq premières minutes du rendez-vous (assez déterminantes) se rapproche d'une énergie de style « Je vais juste vous expliquer comment nous allons procéder ».

C'EST CE *MOOD* OÙ T'ES EN MODE : « JE SUIS INTOUCHABLE, JE VIENS D'AVOIR UN ORGASME. »

« iel m'a offert un orgasme »

Dans la bouche de la personne qui fait orgasmer l'autre, cette phrase signifie : « Iel m'a offert la confirmation qu'iel s'est senti·e assez à l'aise et en confiance avec moi pour lâcher prise au point d'accéder à l'orgasme. »
Dans la bouche de la personne qui reçoit cet orgasme, cette phrase veut dire : « Cette personne est tellement forte et douée que, grâce à elle, j'ai pu avoir un orgasme. »
D'après mon expérience, la première version sort 99 % du temps de la bouche d'un homme cisgenre hétérosexuel et hétéroromantique. Tandis que la seconde version est à 99 % entendue dans la bouche de femmes cisgenres hétérosexuelles et hétéroromantiques.

« CECI EST UNE INTERVENTION »

En disant *iel m'a offert un orgasme*, c'est comme si je faisais reposer mon plaisir, lors d'un rapport sexuel, sur les épaules de l'homme avec qui j'étais en train de coucher.
Je l'ai encore entendu récemment dans la bouche d'une amie qui m'expliquait le bonheur de coucher avec un nouveau partenaire qui lui « offrait des orgasmes de fous furieux ».
Or je suis responsable de mon plaisir, de ma connaissance et de ma capacité à le communiquer. Je ne dois rien à personne.

TU IMAGINES SI L'ON POUVAIT FAIRE DES *cartes cadeaux* POUR OFFRIR DES *orgasmes* COMME ON OFFRE 8 SÉANCES DE MANUCURES SEMI-PERMANENTES?

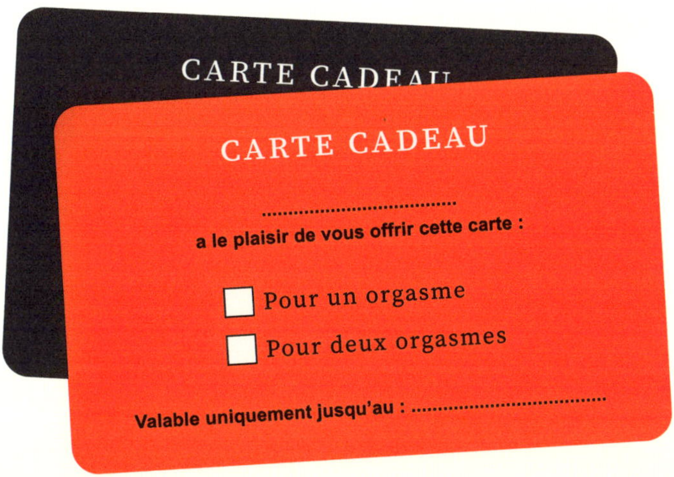
CARTE CADEAU
CARTE CADEAU
....
a le plaisir de vous offrir cette carte :
Pour un orgasme
Pour deux orgasmes
Valable uniquement jusqu'au : ....

l'érection des dix dernières secondes

C'est l'érection particulièrement dure qui précède de quelques secondes l'éjaculation d'un pénis.
En effet, l'intensité de l'érection s'intensifie considérablement juste avant d'éjaculer : ce phénomène se remarque bien plus lors de la pratique de sexe oral que lors de la pénétration.
Et, je ne sais pas si tu as pu remarquer, mais les gémissements ne sont plus les mêmes, la respiration et le langage corporel non plus.
C'est un indicateur physique, tel un compte à rebours, que l'orgasme est proche. Il n'y a même plus besoin de le verbaliser.

le combo de la *muerte*

Comme beaucoup, je fais partie de ces femmes qui n'aiment pas se doigter, mais qui aiment quand une personne le fait.
J'aime jouer avec l'excitation qui monte petit à petit jusqu'à sentir l'entrée du vagin s'ouvrir presque toute seule, puis en demander plus via des mouvements de hanches.
C'est le moment parfait pour qu'on vienne me titiller l'entrée du vagin avec une phalange, puis deux, puis trois, tout en continuant à pratiquer le cunni.
J'appelle ça *le combo de la* muerte.

le sommeil orgasmique

Le *sommeil orgasmique* est un phénomène physiologique lié à la chute de la dopamine (hormone du plaisir et de la récompense) et de la testostérone (hormone du désir sexuel) après le rapport sexuel (qu'il y ait eu ou non un orgasme).
Aussi appelé *période réfractaire*, c'est un K.-O. complet qui conduit certaines personnes à s'endormir, d'autres à avoir du mal à parler ou même à se lever pour aller ouvrir la fenêtre.
Il est presque impossible d'être dans un état de communication. Notre corps et notre esprit se mettent pour une fois d'accord et ne demandent qu'une seule chose : dormir.

p.-s. : certaines personnes n'ont parfois même pas le temps d'effacer leur historique de sites pornographiques, elles oublient la page pop-up au beau milieu d'une réunion ou après un « je t'emprunte ton phone deux minutes pour regarder le menu du resto ». #gardelapechebb

les vraies larmes de bonheur

C'est la crise de larmes ou les larmes lentes qui coulent sur notre joue au moment de l'orgasme. Pas après, mais pendant.
Lorsque ces larmes sont simultanées avec sa ou son partenaire, c'est un moment magnifique, où l'on ne parle qu'avec les émotions et rien d'autre.

En solo aussi !

Depuis quatre ans, je reçois de nombreux témoignages qui me racontent que le premier orgasme avec un sextoy aspirant le clito, ou avec un sextoy qui pénètre en stimulant la zone G et en aspirant le clito, ouvre souvent les portes de ces larmes de bonheur (voir LE *WOMANIZER*, p. 81).

les larmes de la descente

Je me souviens encore de la tête du mec qui voyait pour la première fois un·e partenaire fondre en larmes après un rapport : « Oh merde, j'ai fait quoi ? » s'était-il exclamé, tellement inquiet.
Je me revois dans l'incapacité de parler, de lui expliquer, de le rassurer, juste dans ma bulle de larmes.
Les larmes de descente sont un sas de décompression émotionnelle après une forte intensité sensorielle et physique. C'est tout à fait normal, même si cela n'arrive pas à chaque rapport.

LA (SEX) LIFE DE CAMILLE

Dans ces moments-là, j'ai besoin d'un câlin, de papouilles qui me donnent des frissons, que l'on m'apporte un verre d'eau avec des glaçons et du citron, et que l'on ne me bombarde pas de questions. J'ai l'impression d'être sur un nuage, une espèce de piscine de marshmallows.

Une invitation

Je pense aussi à toutes ces personnes qui ne pleurent pas ou presque jamais. Parce qu'elles se l'interdisent, parce qu'elles pensent ne pas savoir faire ou parce qu'elles auraient peur de ne plus jamais s'arrêter. Ces moments où les larmes de la descente se présentent peuvent aussi être une invitation, une porte d'entrée pour vivre ces pleurs : « Bon, bah, quitte à avoir envie de pleurer, autant pleurer, pour de bon. » Comme si le fait que la tristesse ne soit pas la première justification de ces larmes nous mettait suffisamment à l'aise pour pleurer pour les autres raisons qui – à ce moment-là de notre vie ou en général – nous auraient donné envie de pleurer, sans que l'on y arrive.

Le fou rire de la descente

Il existe également le *fou rire de la descente*, qui a le même fonctionnement. (Et, oui, en effet, celui-ci inquiète moins.)

l'euphoria sexy

C'est la sensation qu'une personne éprouve quand, pour la première fois, elle se lâche vraiment au lit avec quelqu'un·e, qu'elle se sent méga-fraîche, hyper-attirante, et que l'acte devient un véritable espace et moment d'épanouissement.

l'aphonie orgasmique

C'est le moment, lors d'un rapport, où l'on prend tellement son pied que plus aucun son ne sort de notre bouche. Comme lorsqu'un plat est trop bon et que les 15 convives qui braillaient pendant deux heures avant ne parlent plus : iels dégustent, iels prennent leur pied.
(Et si tu as perdu ta voix après un rapport parce que tu as trop crié, on peut appeler ça l'*aphonie post-coïtale*.)

DES CHIFFRES CRIANTS

Ce phénomène est en contradiction avec tout ce que l'on voit dans la plupart des contenus issus de la pornographie *mainstream*, où l'on nous montre que le plaisir (intense) se quantifierait en décibels.
J'ai fait un sondage auprès des membres de ma communauté Instagram en leur demandant si iels gémissaient et faisaient du bruit lors de leurs séances de masturbation en solo, et lors des rapports sexuels à deux (ou plus) : 55 % des personnes interrogées affirment gémir et faire du bruit pendant les séances de masturbation contre 90 % lors des rapports sexuels avec un·e partenaire.

Lorsqu'on gémit, qu'on grogne ou qu'on crie, c'est pour indiquer comment on se sent. C'est une forme de communication. Et, à voir les chiffres pour la masturbation, ces bruits ne sont donc pas la quantification vocale du plaisir. Ces bruits portent d'ailleurs un nom scientifique : les *vocalisations copulatoires*.
Autres chiffres parlants :

- 9 sur 10 femmes interrogées crient dans le but de booster l'estime de soi de leur partenaire ;
- 2/3 des femmes interrogées estiment vouloir accélérer la jouissance et l'éjaculation de leur partenaire pour terminer plus vite.

la marche des jambes tremblotantes

Autre variante des marches (voir LA MARCHE DES CANARDS, p. 140), la *marche des jambes tremblotantes* succède à un orgasme, lorsque le clito est tout gonflé et que les jambes tremblent encore.
Il m'est arrivé de me lever trop vite et de presque m'écrouler au sol à peine après avoir tenté de faire deux pas.
Tout est fragile, on a la tête qui tourne, les oreilles cotonneuses et bourdonnantes (d'où le fait qu'on peut perdre l'équilibre), on ne voit pas très net, et répondre à la question « quel jour sommes-nous ? » pourrait presque être insurmontable.
Oui, on est à la masse, quoi !

LES INCON—TRÔLABLES

Dans ce chapitre, toutes les entrées sont significativement (presque) toutes inventées. Ce n'est pas un hasard, car notre langue a tendance à taire les réalités considérées comme les plus prosaïques, les plus honteuses, sales, taboues. Alors que non, il n'y a pas à avoir honte de ce frout qui s'échappe, de cette sale tête que l'on fait quand on gémit, de ce stress de sentir mauvais. De tous ces incontrôlables de la sexualité. Pour en finir avec la culpabilité, le jugement et l'autocensure sexuelle, nommons-les tous, ces incontrôlables ! Et rappelons-nous que « ça va, c'est que du sexe, c'est OK ».

les frouts

C'est la contraction de *fouffe*, qui désigne le « sexe féminin », et de *prouts*. Dans un langage plus soutenu, on parle de *pets vaginaux*.
Le bruit étant très semblable, on se retrouve souvent à noyer notre partenaire de « je te jure, c'est pas un pet des fesses » et de « promis, j'ai pas pété ».

D'OÙ NAISSENT LES FROUTS ?

Pendant la pénétration, de l'air entre dans la cavité vaginale. Les frouts naissent de l'appel d'air qui peut alors se former. Certaines positions laissent entrer plus d'air, et sont donc plus associées aux gaz vaginaux que d'autres (*aka* la levrette).
Les muscles du plancher pelvien et la pression abdominale sont plus bas que dans d'autres positions, ce qui s'accompagne d'une plus grande ouverture du vagin, et donc d'un appel d'air. C'est la raison pour laquelle, pour certaines personnes, la position de la levrette est beaucoup plus douloureuse que d'autres, comme le missionnaire.

garrulitas vulvae bavardage de l'utérus vents vaginaux vaginal winds vaginal air air vaginal gases vaginales bruits vaginaux vaginal noise noisy vagina vagin bruyant pets vaginaux vaginal fart queefing queef flatulence vaginale vaginal flatus colpophony colpophonie chattering vulva vulve bavarde frouts pets de chatte pedos vaginales flatus vaginalis

les *dirty* *faces*

Les *dirty faces* ou « visages sales », ce sont toutes les expressions faciales que l'on peut faire pendant l'acte sexuel. Ce ne sont pas des visages *sales* mais des *expressions coquines et hot* qui, pour la plupart, ne sont pas préméditées, mais juste l'expression d'un plaisir intense.

Il y a d'un côté les expressions assez naturelles comme les lèvres mordues, les sourcils qui se froncent, les yeux qui peuvent loucher parfois ou le fait de mettre sa main devant sa bouche.

Et les expressions moins naturelles que l'industrie pornographique *mainstream* a répandues et qui sont plus jouées qu'autre chose. Je pense à la langue tirée, au filet de bave qui coule de la bouche ou encore au fait de sucer ses doigts pendant l'acte.

Quoi qu'il en soit, sens-toi libre de faire ce que bon te semble, mais garde bien en tête qu'il y a l'expression du corps et l'expression du corps que l'on surjoue car on l'assimile à « ce qu'il faut que je fasse pour exciter l'autre car ça va le ou la ramener à ce qu'iel connaît et ce qui l'excite lors de ses sessions de masturbation avec des films pornos ».

LA LIBERTÉ À L'HORIZONTALE

la pêche à la capote

C'est un moment de grande victoire qui clôt en général la partie de jambes en l'air.
Ça commence par un : « Attends, je crois que la capote est restée coincée dedans. »
Et ça finit par un : « Ahhhhh, ça y est, je la tiens, je tire ! »
Entre-temps, c'est une lampe torche, du lubrifiant, un miroir, la main du ou de la partenaire en repérage, le pommeau de douche et les 15 pages de forum qui donnent des tips pour « récupérer facilement un préservatif coincé dans la vagin ».

LA (SEX) LIFE DE CAMILLE

Les fois où cela m'est arrivé, c'est parce que le préservatif était trop grand pour la taille du pénis de la personne ou que mon partenaire était resté trop longtemps en moi avant de se retirer après l'éjaculation. Son pénis étant au repos, la capote avait glissé… Et là commençait l'*aftershow*.
Voir le message envoyé à ma gynéco à 4 heures du matin un 27 décembre, après une heure trente de tentatives échouées.

04:03 5G

Urgent rdv entre deux : capote restée coincée

moi
à caroline.gynecologue@mail.com

Bonsoir Caroline,

C’est Camille (nous nous sommes vues il y a 3 jours pour un frottis).

Joyeux Noël !
J’espère que vous avez passé d’excellentes fêtes en famille.

Je viens de coincer une capote à l’intérieur de mon vagin.
Accroupie, sous la douche, avec le jet, en poussant aux toilettes, avec les doigts : rien n’y fait…

Puis-je passer demain matin à 9h ou à 17h30 (ou plus tard) pour un p’tit spéculum/mission commando ?

Merci beaucoup beaucoup d’avance.

Doux réveil
Camille

Répondre | Transférer

Quelques informations très importantes à ne pas oublier pour la pêche à la capote :

- Ne pas y aller avec des objets qui peuvent blesser.
- Penser à prendre la pilule du lendemain car il y a de fortes chances que le contenu du préservatif se soit vidé.
- Aller faire des tests et un bilan complet IST / MST après ce rapport (oui, oui, même s'il n'y a eu que trente secondes sans capote). Les symptômes peuvent apparaître entre 48 heures et 6 semaines (pour le VIH), donc je te conseille de voir si dans les deux jours qui suivent tu as des symptômes.
  Et même si ce n'est pas le cas, je te conseille de faire des tests à ces échéances : 48 heures après, puis 15 jours après et ensuite 6 semaines après.

LA LIBERTÉ À L'HORIZONTALE

le sursaut post-baissage du caleçon

Le *sursaut post-baissage du caleçon* correspond à un élan de surprise (et un peu de peur) à la découverte d'un pénis vraiment très grand (voir AVOIR UNE BITE DE CHEVAL, p. 168). Cette vision donne généralement lieu à un « Mais ça ne va jamais rentrer » (pensé ou verbalisé).
(Je ris d'avance.)
On peut penser qu'on sera capable de deviner la taille du pénis de quelqu'un·e avant de le voir, or c'est faux.
Les théories sur la taille de pieds et la taille de mains sont finalement très peu fondées. En effet, les légendes urbaines, tout droit sorties de nos récrés au collège et des vestiaires de sport, affirment que la distance entre le bout du pouce et le bout de l'index serait proportionnelle à la taille du pénis en érection de la personne en question, et donc indicative.
Un gros pénis est visuellement très excitant, mais concrètement assez douloureux. Je me suis retrouvée à plusieurs reprises à expliquer à mon partenaire que « ce sera juste le gland » afin de ne pas y laisser ma peau et mon vagin.

le *tie and dye* naturel de ton vagin

Le *tie and dye* est une technique artisanale de teinture du tissu datant du XVIe siècle qui consiste à nouer (*to tie*) le tissu puis à le teindre (*to dye*) en le plongeant dans la teinture.

Tu sais, tu as, dans ton bac à culottes, des culottes, strings ou tangas foncés qui, mois après mois, se décolorent au niveau de la sortie de ton vagin ?

La première fois, tu te demandes s'il n'y a pas eu un problème de lessive (ça ressemble beaucoup à une tache d'eau de Javel, notamment sur les strings noirs qui virent au marron). Et puis, petit à petit, tu te rends compte que non, pas du tout, ce n'est pas de la lessive, et qu'au bout de 4 ou 5 mois, c'est le cas pour tous tes sous-vêtements. Mort·e de honte, tu finis par les jeter, consulter, ne porter que des sous-vêtements clairs (mais flemme quand tu as tes règles, t'as capté) ou juste te demander *wtf is going on with ta pussy* ma sœur ? Hahahaha.

Je t'explique : c'est l'acidité des sécrétions vaginales qui entraîne la décoloration des sous-vêtements. C'est le contact entre le pH acide de ton vagigi et la teinture de ton string qui agit tel un décolorant et provoque des changements de teintes.

VIVE LE TIE AND DYE DE TA SCHNECK

la gaule surprise

L'érection est en général liée au désir sexuel, à l'excitation. Mais, parfois, elle arrive en dehors de tout contexte érotique et c'est relou, car elle est alors incontrôlable et sort de nulle part.

Je te parle de l'érection en public : ton cher pénis décide de s'émanciper, de ne plus te calculer et de bander quand bien lui semble (c'est-à-dire aux pires moments) : réunion, cours, dans l'avion ou dans le métro.

NE PAS CONFONDRE

Dans la même famille, nous avons les *érections nocturnes* ou les *érections matinales* : la plupart de ces érections ne sont pas associées à des rêves ou pensées érotiques, il s'agit de réflexes qui permettent de bien oxygéner les corps caverneux pour qu'ils restent élastiques. Une bonne façon de commencer la journée. #onditmerci

p.-s. : ×
on × se × rappelle ×
tous × et × toutes ×
de × Steven × en ×
cours × de × SVT, ×
en × 4e, × qui ×
avait × eu × une ×
érection × pendant ×
une × heure ×
trente × et × qui ×
ne × savait × pas ×
où × se × mettre. ×

la pensée fuitée

C'est le moment où, pendant un rapport sexuel avec une personne, ta pensée fuite et tu finis par penser à quelqu'un·e d'autre.
Cet acte pose la question de la fidélité : ça veut dire quoi *tromper*?
C'est quand tu provoques l'interaction avec une autre personne? Quand tu regardes du porno? Quand tu dragues rapidement? Quand tu flirtes? Quand tu acceptes de recevoir des avances et des compliments? Quand tu échanges des regards dragueurs?
Conclusion : l'important, c'est de se mettre d'accord avec sa ou son partenaire sur les termes de la relation. Comme un contrat de mariage, on fait un contrat de couple. Et on en rediscute tous les six mois pour voir si on est encore en phase avec ce que l'on s'était dit.

L'exclusivité du couple ?

Pour moi, le couple exclusif n'existe pas, c'est une construction sociale et historique qui permet de répondre à de nombreuses insécurités.

Cette construction est notamment l'héritage du mariage religieux catholique qui ordonne la fidélité sexuelle. La fidélité du corps donc, mais qu'en est-il de celle de la pensée ?

Quand on pense exclusivité, on pense en effet généralement à l'exclusivité du corps, pas de la pensée. Que dire des fantasmes, des désirs, des histoires qu'on se raconte après avoir croisé un regard qui ne nous a pas laissé indifférent·e, après une conversation en soirée, après avoir vu un film porno ? Qu'a le corps de si sacré qu'on en oublie qu'une personne peut aussi tromper quinze fois par jour, dans sa tête ?

La pensée d'une personne n'est jamais exclusivement tournée vers une seule personne, à tout moment, 100 % du temps. Tout être humain a envie et besoin de nourrir sa pensée ailleurs. Pas de culpabilité à avoir !

le stress olfactif et gustatif

Cette expression désigne l'inquiétude que peuvent ressentir certaines personnes lorsqu'elles n'ont pas eu le temps de se doucher ou de se rincer avant qu'une autre personne descende entre leurs jambes pour y exercer une pratique de sexe oral.
Exemple : après une grosse journée de travail, en rentrant à la maison, ta ou ton partenaire et toi commencez à vous embrasser, le sac à peine posé par terre. Ces bisous virent très vite en baisers beaucoup plus langoureux, le pantalon vole et la personne descend en enlevant ta culotte.
Le *stress olfactif et gustatif*, ce sont toutes les pensées que tu vas avoir pendant ces quelques secondes : « J'espère que ça ne sent pas trop fort », « Whaaaa, c'est chaud en ce moment les pertes que j'ai en plus ! », « Euhhhh… on est sûr·es ? Je n'ai pas eu le temps de passer à la douche. »

le transfert cyprinien

Le transfert cyprinien vient du terme *cyprine*, synonyme du mot *mouille*, ce liquide sécrété par les glandes de Bartholin.
C'est un constat alimentaire et olfactif : après la consommation de certains aliments et de certaines boissons, on remarque le lendemain que notre mouille et nos pertes sont imprégnées de l'odeur de ce produit. Certains aliments sont plus efficaces que d'autres : je pense aux oignons, à la cannelle, aux asperges, aux cacahuètes, au miel, à la menthe, au café, à la tequila ou à la vodka.

Ce que disent les dictionnaires :

LES GLANDES DE BARTHOLIN SONT DEUX GLANDES DE LA TAILLE D'UN PETIT POIS SITUÉES À L'ARRIÈRE DES GRANDES LÈVRES DU VAGIN, À L'INTÉRIEUR DE CHAQUE CÔTÉ. ELLES SERVENT À SÉCRÉTER, AU MOMENT DES RAPPORTS SEXUELS, LA MOUILLE QUI VA AIDER À LA PÉNÉTRATION, S'IL Y A.

TEAM CANNELLE, VOUS ÊTES

LÀÀÀÀÀÀ
ÀÀÀÀÀÀÀ
ÀÀÀÀÀÀÀ
ÀÀÀÀÀÀÀ
ÀÀÀÀÀÀÀ
ÀÀÀÀÀÀÀ
ÀÀÀÀÀÀÀ
ÀÀÀÀÀÀ?

la marche des canards

C'est une expression que j'ai eu envie d'inventer car il m'arrivait souvent de m'écrouler au bout de quatre pas après certains rapports sexuels. Je ressentais ce besoin de désigner clairement ce moment de solitude (et d'amusement). L'expression fait référence à cette démarche qu'ont les personnes qui possèdent un vagin et/ou un anus, après un rapport qui a impliqué une éjaculation interne sans préservatif : c'est la marche qui permet de se rendre de la chambre (ou d'ailleurs) jusqu'aux toilettes ou à la douche. Assez technique, cette démarche consiste, dans un premier temps, à s'extraire du lit sans mettre du sperme partout, puis à exercer une pression des cuisses ou du sphincter pour faire réservoir et à se déplacer et, quand on est enfin arrivé·e à bon port, à se relâcher pour évacuer et se rincer. Et puis, parfois il y a des *fails*, des gros *fails*, et ça dégouline partout avant d'être arrivé·e à destination. Ce n'est pas grave, j'ai même envie de dire qu'on s'en fout : on va chercher du papier-toilette ou de l'essuie-tout pour *cleaner* tout ça et on va se rincer. Je repense souvent à cette expression anglophone « *It's okayyyyy, sex is messy!* », qu'on peut traduire par « C'est cool, le sexe c'est le bordel ! », et c'est tout ce qu'il faut retenir.

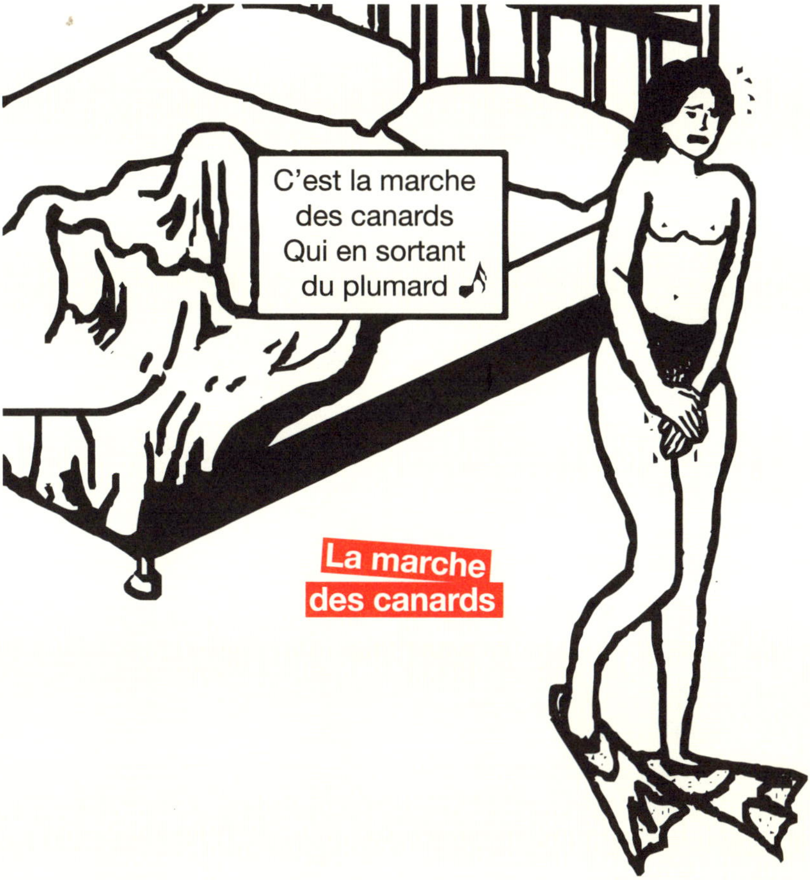
C'est la marche
des canards
Qui en sortant
du plumard
La marche
des canards

LE CORPS

Les mots que nous utilisons pour parler de notre corps en disent parfois très long sur la façon dont nous le concevons, et dont nous l'envisageons dans le cadre du sexe. *Clitoris*, *vulve*, *pénis*, *trou*… Dans ce chapitre, j'ai voulu interroger notre vocabulaire et déplacer le regard que nous portons sur notre corps, loin de ce qu'on nous montre dans la pornographie *mainstream* ou dans les livre de SVT.

le clitoris

Le mot *clitoris* vient du mot grec *κλειτορίς* (*kleitoris*), qui signifie « petite colline ».
Euh… « petite colline » ?
L'étymologie du mot ne prend donc en considération que la partie externe du clitoris : le gland et le capuchon. Cette étymologie a contribué à diffuser le fameux « Oui, le clito, le petit bout dehors qui dépasse » et nous trompe sur ce qu'est réellement cet organe.
Car, oui, les mots et leurs définitions agissent sur la façon dont on se construit en tant qu'individu, en tant que citoyen·ne et sur notre niveau de confiance en nous.

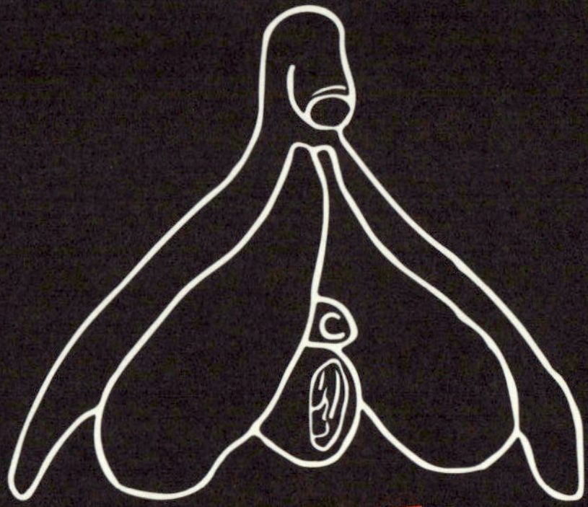

BasiClito

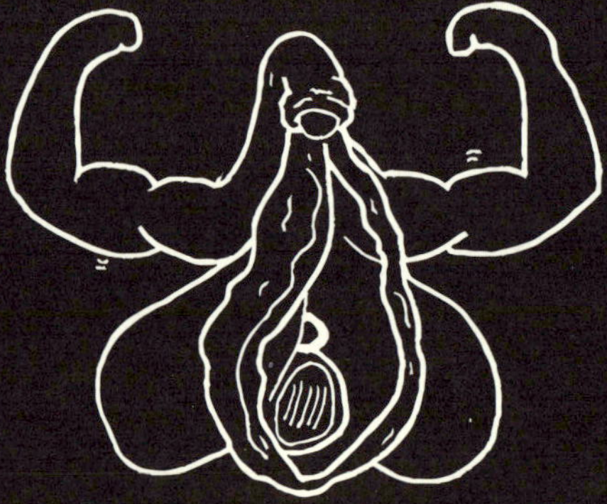

MagiClito

« J'SUIS VNR »

J'ai moi aussi grandi avec cette vision du « grand pénis, organe prestigieux qui prend de la place et qui se gorge de sang » et du « petit clitoris mignon, petit bourgeon, petite fleur, petit bouton discret et magique ».

Or je n'ai jamais voulu être ni petite, ni discrète, ni quoi que ce soit de mignon, et je n'ai jamais eu aucun problème avec le champ lexical de la grandeur : je voulais dévorer le monde et prendre de la place, qu'on me voie, qu'on sache que j'existe.

« CECI EST UNE INTERVENTION »

- Le clitoris est un organe érectile qui se gorge de sang lors de l'excitation et qui mesure en moyenne 11 centimètres en érection.
- Le pénis est un organe érectile qui se gorge de sang lors de l'excitation et qui mesure en moyenne 13 centimètres en érection.

Yes, I know, j'aurais également aimé avoir cette information quand j'étais plus jeune pour me rappeler que, moi aussi, j'ai entre les jambes un organe qui se gorge de sang… et qui peut être plus grand que certains pénis.

Le point de vue de Noémie

Contrairement à ce qu'il se passe pour la vulve (voir p. 162), on ne trouve presque aucun mot désignant le clitoris qui présente une analogie potagère, animale, botanique, culinaire, etc. En fait, à l'exception des rarement employés *bouton*, *berlingot* ou *haricot*, on trouve peu de mots qui désignent le clitoris.

Dans un article de 2011, Virginia Braun et Celia Kitzinger ont travaillé sur les définitions que 28 dictionnaires en langue anglaise donnent des mots *clitoris*, *vagina* et *penis*. Elles montrent que le clitoris est presque toujours défini par rapport au pénis alors que l'inverse n'est jamais le cas : il n'y a pas de référence au clitoris dans l'entrée *penis*.

De plus, contrairement aux définitions du pénis, les définitions du clitoris ne comprennent jamais d'informations sur sa fonction dans la sexualité. Comme les autrices de l'article l'indiquent, les dictionnaires présentent un paradoxe : « Le clitoris est moins défini par le sexe et le plaisir sexuel que le pénis, bien que (contrairement au pénis) le plaisir sexuel soit sa seule fonction. »

Des définitions à actualiser ?

la zone G

Je n'en peux plus d'entendre parler du *point G* : il est où le point ? Il mesure combien ? C'est quoi les coordonnées latitude et longitude de ce fameux point ?
Ce *point G* a été décrit pour la première fois en 1950 par le médecin allemand Ernst Gräfenberg (d'où le G) : il serait situé à l'intérieur du vagin, à 3 centimètres de son entrée, côté ventre.
C'est en réalité une *zone* et pas un *point* : on parle donc aujourd'hui de *zone G* ou de *zone G ressentie*. C'est la zone de convergence entre le vagin, le clitoris et l'urètre : c'est ce qu'on appelle le *complexe clitéro-urétro-vaginal*.
Selon la gynécologue Odile Buisson, tout fonctionne en même temps et ensemble : le mouvement du vagin lors de la pénétration + le mouvement du clitoris + le mouvement de l'urètre, et c'est ça qui procure le plaisir.

une vulve steak

C'est l'expression utilisée pour parler des vulves qui ont les lèvres intérieures qui dépassent et ressortent. Elle associe la vulve à un morceau de viande.
Cette expression reflète la volonté de classer les vulves, comme s'il en existait des présentables et des honteuses, des belles et des moches, des *petits paquets* et des *steaks*.
On manque cruellement de représentations de vulves de toutes les formes, couleurs, largeurs, longueurs, asymétriques et à répartitions capillaires non exactes. Le libre accès à la pornographie *mainstream* n'a pas aidé à populariser et, surtout, à diversifier les images des vulves. En effet, il s'agit d'une industrie construite sur l'esthétique et l'infantilisation de l'apparence du sexe féminin. Les acteurs et actrices sont casté·es pour leurs vulves lisses aux lèvres intérieures petites et courtes.

« CECI EST UNE INTERVENTION »

Une vulve n'a pas à être belle, ou esthétique, ou lisse, ou imberbe : ça n'a jamais été et ça ne sera jamais la fonction d'une vulve, ni d'un corps. Tout le champ lexical de la beauté n'a pas sa place dans la description d'une vulve.
Une *vulve*, une *chatte*, une *teuch* ou encore une *foufoune* est une partie du corps qui est là pour protéger la partie externe du clitoris, l'urètre et l'entrée du vagin. Le seul avis qu'on devrait avoir sur une vulve, c'est qu'elle *est*, et que toute personne qui aura l'occasion de la goûter ou d'en approcher son nez sera chanceuse.

Proposition de loi : « Pour certaines parties du corps, l'avis esthétique n'existe pas, seul compte l'avis fonctionnel et il revient à la personne qui possède ces parties : visage, seins, fesses, vulve, pénis, ventre, pieds. Pour tout le corps en fait. » »

@THE.VULVA. GALLERY

Je t'invite à aller voir le compte :
@the.vulva.gallery.
Ce compte m'a fait un bien fou pour deux raisons :

1. Il m'a permis de me rendre compte qu'il existait autant de vulves que de personnes.
   En ce sens, les notions de norme et de vulve normale sont parties en fumée.
2. Son concept : des personnes qui possèdent une vulve, en envoient une photo et l'artiste peint avec le plus de respect et de fidélité possible les vulves de milliers de personnes. Comme pour nous balancer en pleine figure :
   « Voici les chattes du monde, vous allez faire quoi ? »
   Hahahaha.

QUELLE EST LA « NORME » QUAND NOUS SOMMES TOUS ET TOUTES HORS NORME ?

p.-s. : toutes les vulves sont comestibles je dis ça je ne dis rien.

la moule

De nombreuses expressions qui rapprochent la vulve de la nourriture existent.
Je pense au *berlingot*, à l'*abricot*, à la *figue*, au *beignet* ou encore à la *moule*.
Ce sont des aliments que l'on suce, qui sont juteux ou que l'on ouvre en deux pour les déguster.

ET EN ESPAGNOL ?

Dans la langue espagnole, les analogies avec les aliments pour nommer la vulve ne sont pas si présentes. On en retrouve tout de même quelques-unes :

- *el bollo*, qui se traduit par le « petit pain », la « brioche », le « muffin » ;
- *el mamey*, qui se traduit en français par « le sapotier », un fruit ressemblant à une papaye, mais avec un noyau, et que l'on retrouve au Mexique, à la Réunion, aux Antilles ou en Inde du Sud.

Autrement, pour parler de la vulve, les Espagnol·es utilisent l'expression *ici en bas*, avec le geste qui montre la zone. On peut aussi souvent entendre *los otros labios*, « les autres lèvres », et *el coño*, « le con » (voir p. 33).

Le point de vue de Noémie

Comme le remarque Camille, on trouve de très nombreux mots, désignant habituellement tout autre chose, qui servent à nommer les sexes : *berlingot*, *abricot*, *figue*, *beignet*, *moule*, *schneck*, *poireau*, *asperge*, *biscuit*, *merguez*…

On est ici dans le domaine de la dénomination métaphorique : la métaphore consiste en un terme employé pour un autre sur la base d'une ressemblance entre les choses désignées ou de certaines proximités dans le sens. Cette ressemblance est partielle, c'est-à-dire que les deux termes ont en commun plusieurs éléments de sens (mais bien sûr pas tous !) : par exemple, *poireau* et *pénis* partagent le sens d'« allongé », *vulve* et *escargot* partagent le sens de « mouillé »…

En ce qui concerne les mots des sexes, il peut être intéressant de classer ces relations de sens selon les ressemblances qu'elles mettent en place.

Le plus évident, ce sont les éléments de sens partagé en ce qui concerne la **forme** : l'asperge et la merguez ont en commun avec le pénis d'avoir une forme de bâton, plus ou moins long ; la vulve est, comme la moule, composée de deux parties charnues organisées autour d'un axe de symétrie, etc. Mais on trouve aussi des ressemblances de **comportement** : l'abricot, la moule, l'escargot sécrètent des fluides (que ce soit du jus ou de la bave). Ou encore des ressemblances de **fonction** : le berlingot et le beignet sont destinés à être léchés, sucés, mangés, etc.

En fait, ce que l'on remarque par l'étude de ces métaphores, c'est que les ressemblances attribuées à la vulve sont plus riches de sens que celles attribuées au pénis, souvent réduit simplement à sa forme de bâton qui trempe ! Dans la même perspective, j'aime beaucoup le mot *nouille*, qui évoque à l'inverse un sexe masculin tout mou (parce qu'il a été trop cuit ?).

la pâquerette

De nombreuses expressions rapprochant la vulve d'une plante existent. Je pense au *nénuphar*, à la *pâquerette*, à la *marguerite*, à la *prune*, à la *framboise*, à la *rose*, au *gazon*, au *bouton de rose*…

On trouve aussi ce type d'analogies avec la nature dans d'autres langues ; en témoignent en anglais le *bush* (« buisson ») ou encore en espagnol la *piña* (« ananas »), le *champiñón* (« champignon »), la *pistacho* (« pistache »), la *fresita* (« petite fraise »).

Le rapprochement des pâquerettes, des marguerites et de la vulve me dérange. D'abord parce qu'avec cette comparaison on mignonnifie une partie du corps qui n'a pas besoin de l'être.

Ensuite parce que cela infantilise le corps féminin en lui associant un objet lié à l'univers du jeu et de l'enfance. Les pâquerettes et les marguerites, ce sont les fleurs qu'on cueillait dans les parcs et avec lesquelles on pouvait faire des couronnes, des colliers ou encore réciter le fameux « Je t'aime, un peu, beaucoup, passionnément, à la folie, pas du tout » en effeuillant les pétales un à un.

Le point de vue de Noémie

Là aussi, on est dans le domaine de la métaphore en ce qui concerne ces manières de nommer le sexe féminin. Pour les fleurs, il s'agit d'une analogie de forme : un bouton entouré de pétales... Peut-être aussi s'agit-il d'un rapprochement dans le domaine olfactif. Cela fonctionne pour *rose*, moins pour *pâquerette* et *marguerite*, qui ne sentent rien.

Les analogies fruitières sont pour leur part également à rapprocher des analogies concernant la nourriture (voir p. 150). Contrairement au *trou* ci-après, ces métaphores présentent le sexe féminin de manière plutôt positive voire gentillette : c'est le sexe des poètes, qui sent la rose et a le goût des fruits rouges !

un trou

De nombreuses expressions présentent le vagin comme un lieu sombre et mystérieux.
Je pense à la *grotte*, au *trou*, à la *cave*, à la *caverne* (dans la série « grotte »), au *vallon*, à la *fente*.
En anglais, on retrouve *pipe* (le « tuyau ») ou encore *hole* (le « trou »). En espagnol, on utilise l'expression *cuevita del amor* qui se traduit par « petite grotte de l'amour ». Mais on utilise également un *pozo* (le « puits »), une *mina* (la « mine »), une *zanja* (la « fente »).
Toutes ces expressions indiquent et peignent le vagin comme un endroit naturel, et non une construction de l'homme. C'est une zone, si l'on en suit les caractéristiques géologiques, naturellement humide, parfois difficile d'accès, calcaire et où la présence de sels minéraux est élevée. Et où il n'y a pas beaucoup de luminosité.

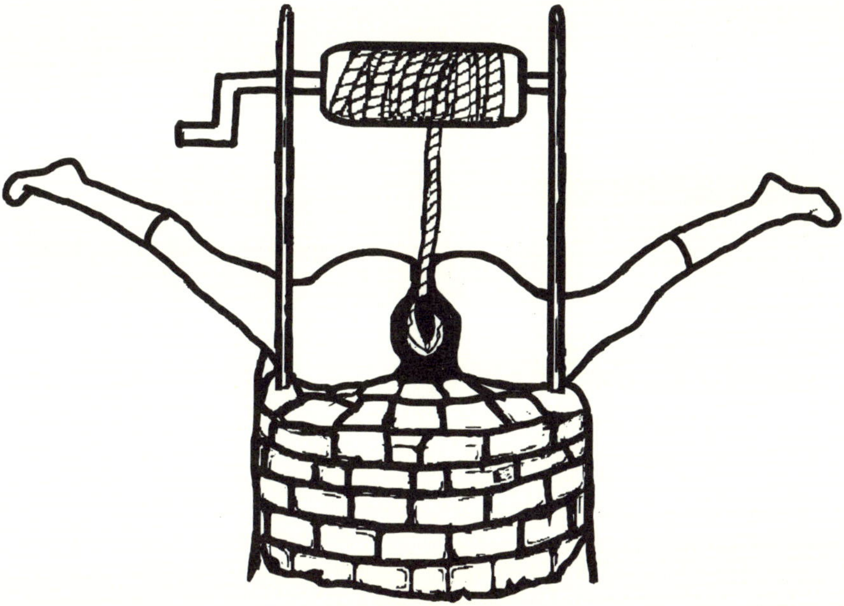

Le trou

« J'SUIS VNR »

Le terme le plus problématique est celui de *trou*, qui symbolise le vagin comme un conduit qui n'a pas de distance limite, comme une zone sans véritable importance, une zone que l'on peut « juste fourrer » parce que « c'est un trou ».

L'expression *un trou est un trou et une bite n'a pas d'œil* en témoigne. On banalise complètement cette zone du corps en la réduisant à une espèce de « chatte de poche » qui est là pour recueillir du sperme, être accueillante et surtout bien se taire. Mais absolument pas !

*LA SONRISA VERTICAL**

* « Le sourire vertical »

C'est également comme cela que la vulve est nommée en espagnol. Parmi tant de surnoms, c'est le seul poétique et ironique : ça fait du bien en bas !

Le point de vue de Noémie

Je rejoins Camille : réduire le vagin à un trou, c'est en faire vraiment peu de cas ! C'est intéressant dans la mesure où, techniquement, le vagin n'est pas vraiment un trou ou une cavité : lorsqu'on ne met rien dedans, les parois vaginales sont collées l'une contre l'autre, et il n'y a pas de béance (et c'est quand même ce qui arrive la majeure partie de la journée).

La métaphore du trou, de la grotte, etc., réduit en fait le vagin à une utilisation pénétrative : c'est par rapport à une potentielle pénétration que le vagin peut être envisagé comme un trou. On remarque que cette supposée complémentarité des sexes se retrouve dans d'autres endroits : le vagin est à remplir, alors que les couilles sont pleines (et à vider, voir SE VIDER LES COUILLES, p. 242).

« neuf mois pour faire, neuf mois pour défaire »

C'est la version maternité de l'expression *laisser le temps au temps.*

Elle évoque le temps nécessaire pour une personne qui vient d'accoucher, et pour son corps, de « s'en remettre ». Scientifiquement, on appelle cette période le *puerperium* : elle va de l'accouchement au retour à l'état physiologiquement normal, en général associé à la réapparition des règles. (Permettez-moi de demander ce qu'est l'état « physiologiquement normal » d'un corps ? #normedemes-deuxovaires)

« J'SUIS VNR »

Ce que je veux d'abord pointer du doigt dans cette expression, c'est le *défaire*, qui illustre cette injonction et cette pression à « retrouver son corps d'avant », à « retrouver sa silhouette d'avant grossesse ».
Et si on disait plutôt : neuf mois pour que le corps se remette du bus qui lui est passé dessus. Il n'est pas question de « retrouver son galbe d'antan », mais d'un corps qui a pris cher, des tranchées, des hémorroïdes, des points de suture, des cicatrices, des états psychique, hormonal et psychologique post-partum et du fait que tu viens de fabriquer un·e humain·e!
Ce qui m'indigne aussi dans cette expression, c'est la façon dont elle oppose « l'avant- » et « l'après- » grossesse uniquement via le prisme du corps et de si, oui ou non, on est « re-bonne ».

« TANT POUR TANT » ET « TEMPS POUR TEMPS »

Cette expression concerne un domaine qui m'est encore inconnu, mais me fait penser à un phénomène que je connais très bien, par ma formation culinaire, et que j'applique dans ma façon de travailler : le temps de repos, le temps de digestion.
J'aimerais illustrer cela par deux exemples en cuisine, l'un temporel et l'autre quantitatif.
Pour faire une base de béchamel, on applique la règle du « tant pour tant ». La base d'une béchamel est un roux (mélange de beurre et de farine) que l'on chauffe et mélange avant d'ajouter le lait, les épices et le fromage. Quelle que soit la quantité de beurre, on met autant de farine.
Lorsqu'une pièce de viande est rôtie, on dit qu'elle nécessite un « temps pour temps » avant d'être dégustée : si on a cuit une côte de bœuf quinze minutes, il lui faudra autant de minutes de repos dans du papier aluminium pour que la chair se détende, que le jus en sorte puis y rentre à nouveau et pour que la texture se relâche.
Dans ce dernier exemple, ce qui

m'intéresse c'est qu'on ne cherche jamais en cuisine à revenir à l'état initial de la matière. Et pourtant, on masse la chair d'un poulpe, on taille et on lève des filets de poisson, on rince et on bride avec une aiguille et une ficelle des volailles. Mais on ne veut pas retrouver la pièce (de viande, de poisson ou autre) telle qu'était avant. On veut plutôt lui laisser le temps de se reposer, et respecter ce temps dont elle a besoin, car on part du principe qu'après une cuisson (et donc un tel traumatisme via la chaleur et surtout la rapidité de la montée en température), il va de soi qu'il faut au moins autant de temps pour que la pièce de viande s'en remette.

Loin de moi le comparatif infâme « pièce de viande » *vs* « corps d'une personne », mais ces notions de « temps » et de « tant » à respecter m'intriguent au plus haut point. Non pas « à point » : « haut point ». Patate!

avoir de la chatte et avoir de la moule

On retrouve dans ces expressions deux aspects intrigants :

1. On associe le sexe féminin à une forme animale (voir p. 162).
2. On associe le sexe féminin à un symbole de chance.

Le point de vue de Noémie

Effectivement, c'est assez rare que le sexe féminin soit associé à des significations positives : je n'ai pas trouvé d'autres expressions dans lesquelles c'est le cas. Quoi qu'il en soit, lorsqu'il s'agit d'« avoir de la chance », les expressions mettent souvent en jeu des parties du corps : *avoir de la veine*, par exemple. On trouve également beaucoup d'expressions qui évoquent le postérieur : *avoir du cul*, *avoir du pot*, *avoir du bol* (*pot* et *bol* sont en effet anciennement des synonymes de *cul*). Il semblerait donc qu'on évoque régulièrement les zones intimes quand il s'agit de chance. On remarque toutefois le grand absent de ces expressions : le pénis, lui, ne porte pas chance. Cependant, le sexisme n'est jamais loin : existe aussi l'expression malheureuse *avoir une chance de cocu*…

Ce que disent les dictionnaires :

CES DEUX EXPRESSIONS SIGNIFIENT : AVOIR DE LA CHANCE, SE TROUVER DANS UNE BONNE CIRCONSTANCE.

la schneck

Dans la langue française, outre des analogies alimentaires (voir p. 150), on retrouve aussi des analogies animalières pour désigner la vulve.
Je pense à la *schneck*, de l'allemand *schnecke* qui signifie « escargot », et qui fait référence à la mouille que l'on associe à la bave d'escargot. En Alsace, *schneck* est aussi utilisé pour désigner le pain aux raisins !
Il y a également la *chatte*, la *minette* ou le *minou* : considérés comme des animaux mignons et tout doux. Cette partie du corps se doit-elle d'être mignonifiée de la sorte ? Comme si on devait la craindre et être rassuré·e qu'elle ne morde ou ne griffe pas, hahaha.
On trouve aussi la *moule* de laquelle sort un jus délicieux et qui est constituée de deux parties qui s'ouvrent en deux.

VAGIN *VS* VULVE

J'entends encore beaucoup de personnes parler du sexe féminin en utilisant indifféremment les mots *vulve* et *vagin*. Mais ces deux mots ne désignent pas la même chose, et cette confusion contribue à la méconnaissance du corps féminin. Pour rappel, la vulve désigne tout ce que l'on peut voir à l'extérieur du sexe (lèvres, capuchon du clitoris…), le vagin désigne le canal qui va jusqu'au col de l'utérus.
VULVE = DEHORS / VAGIN = DEDANS
(Notons aussi que, souvent, ces mots sont prononcés ou entendus avec un air d'étonnement, parfois de répulsion, témoignage de la difficulté qu'on a à nommer correctement le corps féminin.)

« J'SUIS VNR »

« On te suit à la trace. »
Je pense que c'est la pire phrase pour dire à une personne qu'on apprécie le fait qu'elle mouille beaucoup.
La première fois que j'ai entendu cette expression, c'était après une *sex session* quand, en revenant dans la chambre après la douche et en observant les draps, il m'a dit : « Eh bah dis donc, petit escargot, on te suit à la trace. »
Tu avais compris, j'ai compris : écoutez, *that's life*.

T'EST-IL DÉJÀ *arrivé* **D'***être* **AVEC UN·E PARTENAIRE** *qui mouillait* **TELLEMENT OU** *de* **TOI-MÊME TELLEMENT** *mouiller qu'il* **A FALLU FAIRE UNE** *pause* **POUR** *en enlever* **UN PEU ?**

une patte de chameau

C'est une expression péjorative qui a pour but de qualifier la forme de la vulve lors du port de vêtements serrés, près du corps. L'expression part de l'idée que la vulve au complet, vue de loin, ressemblerait à une patte de chameau.
J'ai le souvenir de cours de sport au collège et au lycée où l'on entendait des moqueries venant de personnes de tout genre, qui pointaient du doigt l'entrejambe apparent pour essayer de ridiculiser les lèvres et les personnes à qui elles appartenaient.

« J'SUIS VNR »

Normalisons cette partie du corps, sa forme et son apparence, lorsque l'on porte un pantalon serré ou un short taille haute ou bien un jogging qui moule et remonte bien ou une paire de leggins.
J'ai toujours trouvé cette expression déplacée et de mauvaise foi en comparaison du traitement qu'on réservait à la forme apparente du pénis et des couilles avec à peu près tous les vêtements. D'un côté on traite cruellement et on pointe du doigt, avec dégoût et moqueries, ces pattes de chameau quand elles sont très présentes, alors que de l'autre on lance un regard intrigué et presque flatteur aux pénis sous les pantalons et joggings.
Il faut arrêter de séparer les personnes en différents groupes (« iel a une grosse teuch », « iel a l'air d'avoir un micro-truc ») et de perpétuer cette valorisation d'un pénis par sa grandeur visible et d'une vulve par sa discrétion et sa petitesse. Ça suffit !

être en mode Chewbacca

Célèbre personnage de la saga *Star Wars*, Chewbacca est un guerrier Wookiee originaire de la planète Kashyyyk possédant une masse de poils d'une longueur de 10 centimètres sur la globalité du corps et du visage.

Être en mode Chewbacca est l'expression utilisée pour signaler que la personne n'est pas épilée, et ce depuis longtemps.

Ce peut être parce que c'est une période de repousse, parce que pas le temps, parce que pas envie, parce qu'autre chose à faire, parce que ça fait mal ou parce que « si j'ai des poils là, c'est qu'ils sont là pour quelque chose. »

les poignées d'amour

Logées sur les hanches, les *poignées d'amour* sont deux parties du corps qui ressemblent à des bourrelets.
Et quand je tape le terme sur mon moteur de recherche, les questions les plus posées vont toutes dans le même sens : « Comment se débarrasser des poignées d'amour? »
Diable non ! Surtout pas, elles sont d'une telle praticité que ça en devient un vrai accessoire pour pouvoir s'accrocher. Lorsque la fonctionnalité est indiquée dans le nom, c'est encore mieux, vois-tu. Tout est dans le *d'amour*.

p.-s. : j'ai un tatouage « grab it » sur ma poignée d'amour gauche. Histoire de doubler les instructions. Tatouage très apprécié, j'aurais même dû rajouter « bite it » (« mords-le »).

avoir une bite de cheval

Ai-je besoin d'expliquer? Je me suis tâtée à directement renvoyer vers une vidéo de cheval en érection pour une mise en situation encore plus imagée.
On trouve aussi parfois *être monté comme un cheval*.
Dans un langage plus courtois, l'on dit plutôt de cette personne qu'elle *est bien membrée*.

L'info pratique

La taille moyenne d'un pénis de cheval est d'une longueur de 50 centimètres.

« CECI EST UNE INTERVENTION »

Je m'interroge sur la pression à laquelle une personne qui possède un pénis peut être exposée : elle n'a aucun contrôle sur la taille de son pénis et sur la taille qu'il atteindra en grandissant, mais elle sait aussi que la dictature de la performance a érigé la taille idéale d'un pénis à celle d'une bite de cheval.
Cet imaginaire nourrit ainsi un objectif inatteignable. Je rappelle que la longueur moyenne d'un vagin est de 8 centimètres au repos, à peine quelques centimètres de plus lors de l'excitation, que la zone G se situe à environ 4 centimètres de l'entrée du vagin et que la zone P se situe à 7 centimètres de l'anus. Nul besoin d'avoir une bite de 50 centimètres, donc.

Le point de vue de Noémie

Ici, c'est autour de la taille du pénis que sont rapprochés le cheval et l'être humain. Mais ce n'est pas la seule expression qui établisse une proximité entre les deux : on peut par exemple rencontrer l'expression un *étalon* pour désigner un homme particulièrement actif sexuellement. Dans ce cas, le lien de sens est établi moins à partir de la taille du membre que de la vigueur et de la fréquence de l'activité sexuelle. Or, un étalon, au sens propre, c'est un cheval qui est destiné à la reproduction. En passant par la métaphore de l'animalité, on établit alors un lien de confusion fréquent entre la reproduction et la sexualité (mais, pour une fois, pas du côté des femmes !).

le poireau

Comme pour la vulve, de nombreuses expressions qui rapprochent le pénis de la nourriture existent.
Je pense au *poireau*, à l'*asperge*, au *biscuit* ou encore à la *merguez*.
Ces quatre surnoms évoquent quatre aliments que l'on trempe : le poireau dans la vinaigrette, l'asperge dans une sauce hollandaise, le biscuit dans le thé ou le lait et enfin la merguez avec de la moutarde ou de la sauce harissa.
Ces expressions ramènent le sexe masculin à une fonctionnalité et une utilisation uniquement de pénétration dans un orifice humide.

Quelques exemples

D'expressions qui reprennent ces analogies :

- *Avoir un gros poireau* : avoir un gros pénis.
- *Aller aux asperges* : se prostituer (expression désuète).
- *Asperger* : humidifier abondamment, répandre un liquide.
- *Tremper le biscuit* : avoir un rapport pénétratif.

le pénis de sang *vs* le pénis de chair

Le *pénis de sang* a une taille plutôt modeste mais, du fait de son élasticité, il est capable de se gorger de sang pour doubler (ou plus) en taille et en circonférence lors de l'érection. Le *pénis de chair*, lui, est plutôt de la même longueur au repos et en érection ; ce qui change, c'est sa rigidité. Aujourd'hui, en débrief post-sexe entre potes, la question « pénis de sang ou pénis de chair ? » a remplacé l'ancien classique « iel a une grosse bite ?».

LE MYTHE DU GRANDIOSE

L'imaginaire collectif valorise le pénis de sang car il est à l'image de la représentation qu'on se fait d'un pénis qui grandit, grandit jusqu'à être en pleine érection.
Cette évolution est la manifestation visuelle du passage d'un homme « normal » à un « super-homme » avec une « super-bite », qui « super-bande ». Le mythe du grandiose à son paroxysme. L'écart important de taille entre le pénis de sang au repos et en train de bander peut provoquer un désir, un plaisir et une satisfaction supplémentaires qu'on n'aurait pas avec le pénis de chair.
Mais pourquoi ?

Parce que la pornographie *mainstream* valorise la performance et l'érection. Elle nous a abreuvé·es d'images de pénis qui ne peinent jamais à atteindre l'érection, en quelques secondes, et nous a ainsi inculqué l'idée qu'un pénis qui grandit est un pénis excitant… et excité : « Je t'excite donc tu bandes. »

un·e lasiopyge qui pige rien

Un·e *lasiopyge qui pige rien* est un individu qui, malgré sa forte pilosité et sa volonté inexistante d'exercer toute épilation ou rasage, se permet de faire des commentaires sur la pilosité de son ou sa partenaire.
L'incarnation humaine du dicton : « C'est l'hôpital qui se fout de la charité. »

Ce que disent les dictionnaires :

Lasiopyge

SE DIT D'UNE PERSONNE QUI A LES FESSES POILUES. LE TERME VIENT DU GREC ANCIEN *lásios* (« VELU, LAINEUX »), ET *pygé* (LES « FESSES »).

« J'SUIS VNR »

Les seules fois où j'ai eu affaire à ces typologies de personnes, il aurait fallu voir la scène. Je me souviens encore de cet homme qui possédait ne serait-ce que sur le sillon interfessier plus de poils que tous les poils de mon corps de 1,85 m réunis. Il ronchonnait dans sa barbe qu'il détestait le sexe oral sur un sexe poilu – dixit le mec *full* poils du pubis aux testicules.

Il me semble avoir tout arrêté pour crier un « toi d'abord, fraté ».

le roulage de dreads pubiennes

C'est une activité réalisée en général assis·e ou allongé·e, qui consiste à faire rouler ses poils pubiens entre ses doigts. C'est un antistress hors pair et un passe-temps assez satisfaisant.
Aaah, la vision intemporelle du mec qui se gratte les couilles ou place la main dans son caleçon en attendant que ça se passe. Vous savez, cette personne qui ne croit pas au principe de répartition des tâches au sein du foyer, qui estime qu'il y a des fonctions précises devant être endossées par les femmes, d'autres par les hommes. Communément *se gratter les couilles* signifie « ne rien faire », « procrastiner ». On pense à toutes les fois où on a entendu : « Arrête de te branler, on a un milliard de trucs à faire. »
Le clitoris bande, donc, oui, je me branle le clit' assez fréquemment. Et il m'arrive, le soir ou le dimanche, de me poser sur mon canapé et de me gratter le con. Pour son plus grand bonheur.

NE PAS CONFONDRE...

... avec le *prurit cutané*, cette démangeaison de la peau désagréable, qui arrive après s'être rasé le pubis et/ou les testicules, et qui nous fait nous demander s'il n'y a pas une mycose qui pointerait le bout de son nez. Puis, ouf, on comprend que ce sont nos poils qui, pour repousser, ont besoin d'un petit coup de pouce !

LES VIOLENCES SEXUELLES

Il me semble impossible d'accéder à une pratique joyeuse du sexe, et encore moins d'en parler et de la manifester, sans avoir une connaissance parfaite de ce que sont les violences sexuelles. On ne pourra pas dépasser ces dernières tant que le lit et l'acte sexuel continueront d'être des espaces de peur, de non-consentement, de domination et de violences. Tant qu'on continuera à vivre dans une société et un pays où neuf personnes sont violées par heure. Tant que les hommes cisgenres continueront à violer (on compte 96 % d'hommes parmi les personnes qui commettent des viols). Tant que les affaires seront à 80 % classées sans suite. Tant que tout cela existera, on parlera de violences sexuelles et on continuera de pointer du doigt le brassage d'air d'un gouvernement, d'une politique et du système judiciaire qui laissent faire.

le consentement

Le consentement doit être mutuel, que ce soit pour un baiser, une caresse, une branlette, des doigts ou encore une bonne leuleu.
Le consentement doit être clair (c'est-à-dire enthousiaste et démonstratif, que ce soit par des mots et/ou des gestes), libre (c'est-à-dire obtenu sans contrainte, ni menace, ni violence, ni chantage, ni intimidation) et éclairé (c'est-à-dire que tu dois être en capacité physique et morale de le donner, donc ne pas être sous l'emprise de l'alcool, de la drogue, de la dépression ou de tout autre élément susceptible d'altérer ta lucidité).
Beaucoup de victimes de violences sexuelles expriment *a posteriori* une incapacité à dire non et à repousser la personne. Iels parlent d'une sensation de *freeze* qui envahit le corps et le cerveau qui se bloque, rendant impossible toute communication.

Le consen-
tement,
c'est
quand
on dit oui

PARCE
QU'ON
EN A
VRAIMENT
ENVIE

« J'SUIS VNR »

Il faut en finir avec cette culpabilité de « passer pour la personne qui casse l'ambiance si je dis non en plein milieu du rapport ». Comme si, une fois l'intimité installée, le rapport était une forme de programme qu'on ne pouvait pas interrompre, comme s'il existait un moment où c'était « trop tard ». Or, NON, le consentement n'est pas un accord sur lequel on ne peut pas revenir. Loin de là.

« QUI NE DIT MOT CONSENT »

Cette expression daterait du XIIIe siècle et aurait été prononcée pour la première fois par le pape Boniface VIII (1235-1303) en latin : « *Qui tacet consentire videtur* » (« Qui se tait semble consentir »). Nous ne connaissons pas exactement le contexte dans lequel il utilisa cette formule, mais elle semble avoir été le fruit de son opposition à Philippe le Bel.
Les Hellènes aimaient dire que « *Ησιωπήείναικατάφαση* » (*i siopi inai katafasi*) : « Le silence tient lieu d'affirmation. »
Dans le cadre de la sexualité, ces deux expressions sont problématiques.

DONC NON,
NE RIEN DIRE
NE VEUT
PAS FORCÉMENT
DIRE QUE L'ON
CONSENT.

DU MOINS
NE RIEN DIRE
N'EST PAS
L'ÉNONCIATION
CLAIRE D'UN
OUI.

les violences sexuelles

D'après le site *arretonslesviolences.gouv* :
« *Les* violences sexuelles *désignent tous actes sexuels commis avec violence, contrainte, menace ou surprise.*
Ces violences portent atteinte aux droits fondamentaux de la personne.
Personne n'a le droit de vous imposer un acte sexuel que vous ne désirez pas. »

En France,

17 %

des adolescentes ont déjà subi du harcèlement sexuel en ligne.

En France,

32 %

des femmes ont déjà subi du harcèlement sexuel au travail.

En France,

70 %

des plaintes pour violences sexuelles sont classées sans suite.

En France,

94 000

femmes sont victimes de viol ou de tentative de viol chaque année.

Source : https://arretonslesviolences.gouv.fr/besoin-d-aide/violences-sexuelles

les abus sexuels

On a longtemps parlé d'*abus sexuels* pour parler de *violences sexuelles* ou d'*agressions sexuelles.*
Le terme *abus* n'est pas adéquat car il sous-entend qu'on a le droit, mais qu'on est allé un peu au-delà de ce qui était raisonnable.
Dans la vie de tous les jours, on l'utilise de la façon suivante : « J'ai abusé avec les cocktails hier » ou « Franchement, t'abuses là, ce n'était pas si inintéressant que ça ! »
Encore une fois, on retrouve ce passage d'un acte qui était « OK » à un acte « un peu abusé, mais ça vaaaa. »

Ce que disent les dictionnaires :

Abus NOM MASCULIN : ACTION D'ABUSER D'UNE CHOSE ; USAGE MAUVAIS, EXCESSIF OU INJUSTE. *L'ABUS D'ALCOOL. ABUS DE POUVOIR.*

une agression sexuelle *vs* un viol

Selon la loi, une *agression sexuelle* désigne « toute atteinte sexuelle commise avec violence, contrainte, menace ou surprise ou, dans les cas prévus par la loi, commise sur un mineur par un majeur ». Exemples :

- Toucher ou effleurer les seins d'une personne **sans consentement**.
- Un baiser sur la bouche **sans consentement**.
- Masturber quelqu'un·e **sans consentement**.

Une victime d'agression sexuelle peut alerter les services de secours pour obtenir de l'aide. Elle peut porter plainte contre l'auteur ou l'autrice des faits. La police et la gendarmerie mèneront une enquête et le procureur de la République décidera s'il y a assez d'éléments pour juger la personne accusée des faits.

Le viol est défini comme « tout acte de pénétration sexuelle, de quelque nature qu'il soit, ou tout acte bucco-génital commis sur la personne d'autrui ou sur la personne de l'auteur par violence, contrainte, menace ou surprise ».

QUE DIT LA LOI ?

Les agressions sexuelles sont punies d'une peine de 5 ans d'emprisonnement et de 75 000 euros d'amende (7 ans d'emprisonnement et 100 000 euros d'amende sur une personne mineure).

Le viol est puni de 15 ans de réclusion criminelle. La peine peut être augmentée à 20 ans lorsque :

- Il a entraîné une mutilation ou une infirmité permanente.
- Il est commis sur une personne de moins de 15 ans.
- Il est commis sur une personne dont la particulière vulnérabilité (âge, maladie, infirmité, déficience physique ou psychique, état de grossesse) est apparente ou connue de l'auteur.
- Il est commis sur une personne dont la vulnérabilité ou dépendance résultant de la précarité de sa situation économique ou sociale est apparente ou connue de l'auteur.
- Il est commis par un ascendant ou toute autre personne ayant sur la victime une autorité de droit ou de fait.
- Il est commis par une personne qui abuse de l'autorité que lui confèrent ses fonctions.
- Il est commis par plusieurs personnes agissant en qualité d'auteur ou de complice.
- Il est commis avec usage ou menace d'une arme.
- La victime a été mise en contact avec l'auteur grâce à l'utilisation, pour la diffusion de messages à destination d'un public non déterminé, d'un réseau de communication électronique.
- Il est commis en concours avec un ou plusieurs autres viols commis sur d'autres victimes.
- Il est commis par le conjoint, le concubin ou le partenaire de PACS de la victime.
- Il est commis par une personne agissant en état d'ivresse ou sous l'emprise de produits stupéfiants.
- Il est commis, dans l'exercice de cette activité, sur une personne qui se livre à la prostitution.
- Un mineur était présent au moment des faits et y a assisté.
- Une substance a été administrée à la victime, à son insu, afin d'altérer son discernement ou le contrôle de ses actes.

« J'SUIS VNR »

La loi, sexiste, ne fait jamais intervenir la question du consentement dans ces définitions. On y trouve les mots *violence*, *contrainte*, *menace*, *surprise*, mais jamais *consentement*.

Et c'est tout à fait insatisfaisant. La seule avancée date du 21 avril 2021 : les actes bucogénitaux sont désormais considérés comme des viols et pas comme des agressions sexuelles.

Le point de vue de Noémie

On pense souvent que les textes de loi sont sans ambiguïté et ne peuvent recevoir des interprétations contradictoires. Pourtant, dans l'*agression sexuelle*, considérée par le code pénal comme une « atteinte sexuelle », ou encore dans la définition de *viol* comme « tout acte de pénétration sexuelle [...] », on peut se demander la signification que revêt le mot *sexuel*, qui n'est pas explicité.

Sexuel peut en effet désigner les organes sexuels qui sont pénétrés ou atteints (le vagin, les seins...); mais *sexuel* peut aussi désigner l'intention de l'agresseur, c'est-à-dire le fait d'avoir souhaité un rapport sexuel. Cette ambiguïté pose notamment problème dans les cas de violences gynécologiques, où l'intention des médecins n'est clairement pas sexuelle, mais où ce sont bien des organes sexuels qui sont atteints ou pénétrés par surprise.

Cela pose plus généralement la question des mots et des définitions mobilisées pour dire les violences sexuelles : leur acception légale est relativement floue, principalement centrée sur les rapports pénis-vagin, et elle ne fait pas intervenir la notion de consentement. C'est la raison pour laquelle les discours féministes proposent des définitions et concepts alternatifs qui permettent de mieux comprendre la réalité des violences sexuelles, comme celui de *consentement* justement, mais aussi de *culture du viol*, du contesté *zone grise*, etc.

la zone grise

La *zone grise (de la sexualité)*, c'est tout ce qui se situe entre le oui très clair et le non très clair également : c'est tout ce qui est grisé, un peu flou. Elle résulte de toutes les pressions, hésitations, que peut subir une personne au moment d'un acte sexuel et qui peuvent entraver son consentement. Exemples : un geste, un commentaire, une situation, une douleur.
La *zone grise*, c'est aussi le moment où on change d'avis au sujet d'un rapport, et où on se retrouve ensuite souvent dans l'incapacité ou gêné·e de dire « Non. Stop » (car, oui, on peut vouloir rebrousser chemin en plein milieu d'un rapport).
La *zone grise*, ce sont aussi ces rapports conjugaux qu'on n'interrompt pas et durant lesquels on se dit : « J'ai plus envie, mais je continue quand même. »

DÉBAT

C'est un terme controversé, critiqué et boycotté par de nombreuses féministes comme la documentariste Ovidie, qui dit à son sujet : « C'est un terme que je me refuse à utiliser. Je ne suis pas du tout à l'aise avec cette notion-là qui voudrait que le consentement puisse être flou, qu'on dit non mais qu'en fait on dit oui, que si on nous travaille au corps, on peut changer d'avis. »

IL N'Y A PAS **DE POINT DE** NON-RETOUR **DANS UN RAPPORT** INTIME **ET/OU** SEXUEL.

IL **N'Y A AUCUN** MOMENT **OÙ** NOUS **SOMMES ALLÉ·ES** TROP LOIN **POUR** QUE **TOUT S'**ARRÊTE.

Le point de vue de Noémie

Le terme de *zone grise* est effectivement critiquable. Il pointe cependant la difficulté à définir ce qu'est le consentement, et surtout à appliquer cette notion à certaines situations. En fait, le consentement est surtout défini par son absence : le fait d'avoir refusé un acte sexuel. On peut le définir positivement, à l'inverse, par le fait d'avoir explicitement manifesté sa volonté d'avoir un rapport sexuel ou d'expérimenter certaines pratiques… Mais entre le fait de dire explicitement oui ou de dire explicitement non, il existe concrètement toute une palette de possibilités !

Le consentement peut même être retourné contre lui-même, comme lorsque les violeurs se justifient en disant : « Elle n'a pas dit non ! » Or, bien sûr, on peut avoir subi des violences sexuelles, même si on n'a pas dit non ou « je ne veux pas ».

C'est ici le mythe de la culture du viol (voir p. 194), selon lequel un viol, ça a lieu dans un parking sombre par un homme qui nous menace violemment au couteau – or, les viols sont le plus souvent commis par l'entourage proche. On voit aussi que la responsabilité de consentir repose toujours sur les femmes : ce sont à elles de vérifier qu'elles expriment ou non leur consentement – on demande assez rarement aux hommes de s'assurer que leurs partenaires sont consentant·es !

se faire violer *vs* être violé·e

On ne *se fait* pas *violer*, on ne se fait rien à soi, on n'est pas responsable de ce viol, ce n'est pas notre faute, jamais.

On *est violé·e.*

Certaines personnes tentent d'expliquer, en s'appuyant sur d'autres exemples, qu'être violé·e, ce n'est pas grammaticalement correct : on n'*est* pas *arraché son sac*, on *se fait arracher son sac* ; on n'*est* pas *teint les cheveux*, on *se fait teindre les cheveux.*
Or, le poids que portent les actes de viol n'ont rien à voir avec le traumatisme vécu lors d'un sac arraché ou d'une teinture de cheveux.
La phrase « Je me suis fait violer » est problématique. Elle est le point de départ d'un engrenage qui éloigne la victime de son statut de victime. Elle implique une forme de responsabilité, d'accès que la victime aurait donné à elle-même et presque d'action à laquelle elle aurait participé.

« J'SUIS VNR »

Que ce soit juste ou non, mettre une distance grammaticale en expliquant qu'une personne *a été…* permet de signifier sa non-responsabilité et sa position de victime face à cet acte, de signifier que cette personne a subi et non qu'elle a agi.

Que ce soit juste ou non, il est de notre devoir de créer et de penser les mots pour que certaines situations soient vivables avant d'être grammaticalement correctes.

Le point de vue de Noémie

Comparez *Sarah s'est fait arracher son sac* avec *Sarah s'est fait percer les oreilles* : la responsabilité de Sarah est forte dans le second cas, évidemment pas dans le premier.

Les tournures en *se faire + verbe à l'infinitif* sont pour cela un vrai problème d'analyse pour les linguistes. En effet, en fonction des énoncés, elles laissent entendre de manière plus ou moins importante la responsabilité du sujet dans l'action exprimée par l'infinitif, sans qu'on puisse véritablement trouver une règle pour la signification de ce type d'emploi.

Comme l'explique Candace Veecock-Boisédu (2008), cette tournure permet souvent d'exprimer plus fortement l'intention du sujet par rapport à une tournure passive (*les oreilles de Sarah ont été percées*) – mais ce degré d'implication est très variable selon les énoncés et dépend aussi de l'interprétation qu'on en fait.

Dans le cas de *se faire violer*, ce qui est intéressant, c'est que l'analyse féministe (comme celle de Camille) de l'expression met en lumière, rend explicite et dénonce la représentation courante selon laquelle les violé·es y seraient un peu pour quelque chose. Préférer *avoir été violé*·e ou *être violé·e*, c'est éviter de contribuer au flou linguistique, impliquant la responsabilité des victimes, qui peut effectivement émerger de la tournure *se faire violer*.

la culture du viol

La *culture du viol*,

c'est dire *elle s'est fait violer.* Petite mise au point : « Elle » n'a rien fait, c'est l'agresseur qui est responsable, et lui seul (voir p. 192).

c'est culpabiliser la victime en lui demandant ce qu'elle portait au moment des faits, si elle avait bu, pourquoi elle se trouvait là, etc., comme si ça justifiait l'agression ou que ça constituait une circonstance atténuante pour l'agresseur.

ce sont les remarques comme « il n'y a pas de fumée sans feu », « c'est pas la première fois que ça lui arrive », « il y a que le train qui lui est pas passé dessus », etc., qui suggèrent que la victime l'a un petit peu cherché.

c'est minimiser les faits avec des phrases comme « c'est un malentendu », « une dispute d'amoureux », « c'est pas vraiment un viol », « il y a pire ».

c'est douter spontanément de la parole de la victime présumée et, inversement, croire spontanément l'agresseur présumé.

ce sont les catégories « viols » et « *rape* » dans le porno (voir p. 265).

c'est penser qu'une personne qui dit non veut en fait dire oui.

c'est partir du principe que si ça se passe dans le couple, ça n'est pas une agression, mais – pour rappel – le viol conjugal est inscrit dans la loi et il est puni au même titre que s'il est commis dans un autre cadre.

le fantasme du viol

Le *fantasme du viol* est un fantasme créé par l'industrie du porno *mainstream*.
On retrouve sur ces sites des catégories et des hashtags « *rape* » qui normalisent l'acte de forcer une personne à avoir des rapports sexuels sous prétexte que cela sera prétendument « sexy et excitant ».
Ces scènes représentent des situations où le consentement n'est absolument pas respecté. Le rapport sexuel et la pénétration sont représentés comme un défi et le fait de faire céder la personne qui « résiste » comme un but.
Cette mise en scène d'un jeu de séduction durant lequel on force le consentement et qui se conclut par un rapport sexuel construit une vision biaisée et un processus erroné de comment cela devrait se passer pour de vrai.

le *stealthing*

Le *stealthing*, de l'anglais *stealth* qui veut dire « furtif », c'est enlever la capote pendant l'acte, sans que la ou le partenaire le sache.
C'est une agression sexuelle punie par la loi, qui peut en plus transmettre des IST.
Une capote, c'est pas un K-Way – quand on en met (à chaque rapport), c'est pas pour l'enlever au bout de deux minutes parce qu'on a trop chaud.

TOI ET TON RETRAIT
DE LA CAPOTE EN DOUCE,
JE VAIS VOUS FAIRE CAPOTER
COMME JAJA.

le point du mari

Le *point du mari* est une pratique obstétricale illégale, pratiquée à l'insu de la personne, qui consiste à recoudre, après l'accouchement, une déchirure du périnée ou une épisiotomie, par un ou des points de suture supplémentaires et inutiles.
L'objectif : réduire la taille de l'entrée du vagin afin d'accroître, supposément, le plaisir de la personne possédant un pénis à la pénétration, lors du prochain rapport sexuel.
Ce qui est choquant, problématique et dégueulasse dans cette pratique, c'est le fait qu'elle ne soit pas le résultat d'une demande de la personne qui a accouché mais celui d'une initiative de certains médecins.
Un autre aspect problématique, c'est aussi ce qui motive : l'idée de « redonner un peu de nouveauté au mari, après l'arrivée de l'enfant ». Comme s'il fallait offrir au mari la nouvelle virginité de son épouse. Comme une volonté de combattre le cycle de la vie, le temps qui passe. Comme le besoin d'inscrire une femme dans une jeunesse et une fraîcheur éternelles. Pas pour elle, mais pour son compagnon. WTF?

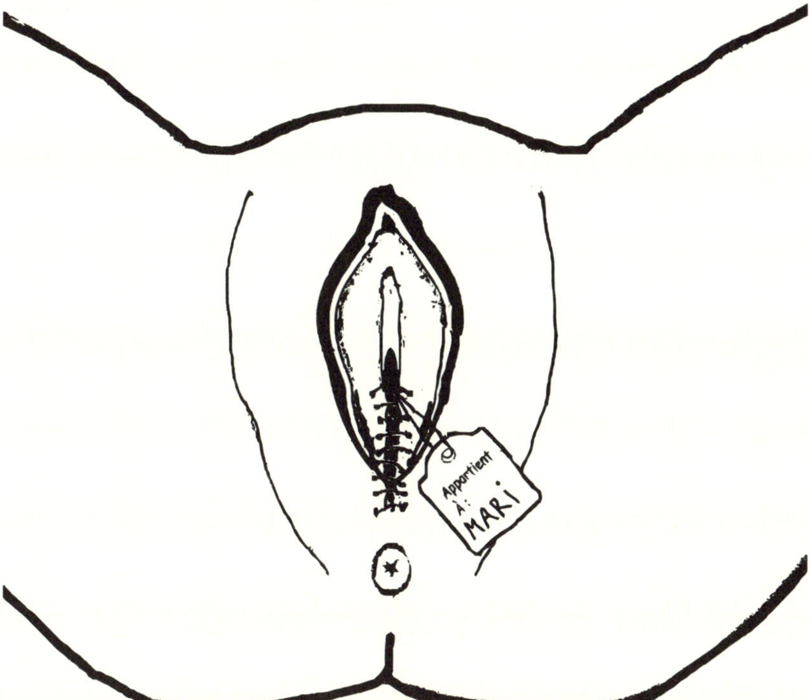

Le point
du mari

LE FANTASME DE LA VIRGINITÉ

Le point du mari rejoint donc le *fantasme de la virginité*, très répandu : beaucoup d'hommes se sentent flattés lorsqu'une femme s'est « préservée » pour eux. Cette pratique comme ce fantasme naissent de ce désir, complètement tordu, du kif que ce serait de sentir que l'on insère son pénis dans un vagin, qui est tout serré, et dont les parois vont s'écarter « POUR LA PREMIÈRE FOIS JUSTE POUR NOUS ».

CE N'EST PAS SEXY DE NE PAS RESPECTER LE CONSENTEMENT, C'EST LE CHEMIN TOUT TRACÉ VERS LES VIOLENCES SEXUELLES.

l'amnésie traumatique

Du grec ancien *ἀμνησία, amnêsía* (« oubli »), et *τραυματισμός, traumatismos* (« action de blesser »), l'*amnésie traumatique* se traduit par une incapacité totale ou partielle de se souvenir d'événements vécus.
À la suite de violences subies, c'est une stratégie de survie mise en place par le cerveau pour pouvoir faire face, pour avancer.
L'amnésie traumatique, c'est le cerveau qui dit STOP, qui permet à notre conscience d'« oublier » pour ne pas être encore plus blessé·e.
Je serai toujours fascinée par cet accord entre notre conscient et notre inconscient et par la capacité que notre cerveau a d'oublier, le temps de nous laisser récupérer toutes ces données difficiles à gérer sans qu'elles fassent l'effet d'une bombe.

les reviviscences post-traumatiques

Les *reviviscences post-traumatiques*, du latin *reviviscere* (« revenir à la vie »), ce sont tous ces souvenirs qui peuvent apparaître après la mise en pause et le *freeze* de notre cerveau, parce que le choc était trop violent, parce que l'événement a été vécu comme une surchauffe. Ce sont des scènes, des images, des perceptions ou des pensées liées à l'événement traumatique, qui arrivent sous forme de flash-back de manière plus ou moins récurrente, malgré les efforts pour les chasser, pour les éloigner des portiques de notre conscience.

Alors je me pose la question : sont-ce nos souvenirs qui nous font revenir à la vie ? Ou bien sont-ce nos souvenirs qui reviennent eux-mêmes à la vie ?

Like a wrecking ball

J'entends souvent cette phrase : « Je n'aime pas rester tout·e seul·e trop longtemps parce que je repense à tout un tas de choses auxquelles je n'aime pas penser. » Mais passer du temps à trouver des stratégies pour ne pas penser à certaines choses qui sont déjà là, dans notre cerveau, est-ce se protéger, être dans le déni, ou tout simplement retarder l'arrivée de ses pensées pour que, finalement, elles reviennent non pas dans la douceur, mais plutôt comme une bombe ? À mon sens, l'enjeu n'est pas de fuir ces pensées, ni même d'essayer de ne pas y penser, mais plutôt d'être accompagné·e par des personnes dont c'est le métier, pour que ces moments de reviviscences se fassent, autant que possible, dans la douceur.

les féminicides

Les expressions journalistiques qui découlent d'un postulat sexiste et d'une volonté de minimiser la réalité des violences sont encore très présentes dans le paysage médiatique. Parmi les plus fréquentes : *crime passionnel*, *drame sentimental*, *coup de folie*.

Le travail de Rose Lamy (#queenquetues) et son compte @preparez_vous_pour_la_bagarre sont remarquables. Voici ce qu'elle constate : les stratégies médiatiques consistent soit à ramener les faits à des faits divers (et non à un problème structurel issu de 10 000 ans de patriarcat et surtout d'une inaction politique et gouvernementale qui semble presque digne d'un canular) ; soit à en parler comme des « crimes passionnels » dus à « un amour trop fort » ou alors à mettre en avant « le mari » ou « l'ex-compagnon de » pour ne jamais mentionner directement le nom de l'auteur des faits.

LE *CRIME PASSIONNEL* N'EXISTE PAS : ON NE TUE PAS PAR PASSION, NI PAR AMOUR, NI PAR SUR-AMOUR. LE TERME EXACT EST *FÉMINICIDE*. CES FEMMES ONT ÉTÉ TUÉES PARCE QUE C'ÉTAIENT DES FEMMES.

EXEMPLES

Voici deux exemples extraits du compte instagram @preparez_vous_pour_la_bagarre :

- Dans le journal *Nord Éclair* : « ~~Drame familial à Anvaing~~ : Pascal tire sur son épouse Carole ~~dans un coup de folie passionnel.~~ » Les premiers mots de l'article sont « Terrible drame sentimental », il faut attendre la fin de l'article pour que soient communiquées des informations sur son état à elle.
- Autre exemple dans *Le Dauphiné* : « L'acteur ~~et compagnon de Valeria Bruni Tedeschi~~ mis en examen pour viols et violences sur d'ex-compagnes. » : il faudrait remplacer les termes barrés par le nom de cet acteur, à savoir Sofiane Bennacer.

Crime de propriétaire

Philippe Besson nomme le féminicide *crime de propriétaire* : ces femmes sont pour la grande majorité tuées lorsqu'elles communiquent l'envie de partir, de s'affranchir du foyer, ou qu'elles sont sur le point de le faire.
Le schéma qui mène jusqu'à l'assassinat est le suivant : le partenaire, qui considère que sa compagne lui appartient, que ce n'est pas une personne mais une chose – « et c'est à moi ! » –, a l'impression d'être dépossédé, de perdre la main et le contrôle sur cette chose « qui lui échappe ». Il préfère donc la tuer plutôt que de ne plus l'avoir en sa possession. La mort est donc la solution face à un refus de liberté. Mais la mort, c'est finalement aussi la seule façon d'être sûr de garder le contrôle jusqu'au bout : « Jusqu'à ton dernier souffle je décide et je suis l'acteur de ce qu'il t'arrive. »

LE JOUR OÙ J'ÉCRIS CES MOTS, NOUS SOMMES LE 21 JUILLET 2023, ET IL Y A EU 70 FÉMINICIDES DEPUIS LE DÉBUT DE L'ANNÉE EN FRANCE.

LE SEXE QUI FAIT MAL

Le sexe peut faire mal. Que ce soit à cause de frottements répétés, après un impact, un geste trop fort, ou à la suite de syndromes physiologiques, physiques ou encore traumatiques. Lorsque ça arrive (et qu'on n'a pas auparavant consenti à avoir mal – je pense aux pratiques BDSM), on s'arrête ou on ralentit. Et on voit ce qu'il se passe. Ce chapitre cherche à nommer tous ces moments où l'acte sexuel peut être douloureux, de façon accidentelle ou volontaire, et qu'il ne faut plus silencier : nommons ces sensations, pour mieux les identifier et savoir comment les gérer.

le clito hyper-sensible

L'hypersensibilité du clitoris, lorsqu'il est stimulé ou parfois juste effleuré, se nomme *clitorodynie*.

Tu as peut-être un clito hypersensible si :

- Les vêtements serrés sont impossibles à porter pour toi.
- Le frottement de certaines culottes en nylon ou matières synthétiques est douloureux.
- Monter sur une selle de vélo n'est pas du tout une partie de plaisir.
- La stimulation sexuelle clitoridienne est désagréable : toucher ou lécher doit se faire vraiment avec la pointe de la langue ou le bout des doigts.
- La puissance minimale des sextoys qui aspirent ou titillent le gland du clitoris est déjà beaucoup trop forte.

LA LIBERTÉ À L'HORIZONTALE

Pour te soulager, tu peux prendre des antalgiques, ou te ruer sous des sources de chaleur ou de fraîcheur (selon ce qui te soulage), mais je te conseille surtout d'aller consulter un·e gynécologue ou un·e sage-femme.

« ça tape dans le fond »

J'attire ton attention sur le prisme anatomique de l'expression. Lorsque l'on *tape dans le fond*, c'est le fond du vagin, qui correspond au col de l'utérus.
Pour certaines personnes, ce mouvement provoque des douleurs atroces, pour d'autres, un plaisir immense : l'*orgasme cervical.*
La plupart des personnes nées avec une vulve possèdent un utérus antéversé : il est penché vers l'avant, entre la vessie et le rectum.
Chez les personnes qui possèdent un utérus *rétroversé*, l'utérus est penché dans l'autre sens, vers l'arrière, dans l'axe du vagin en direction du rectum : la pénétration tape donc directement dans sa direction. D'où les douleurs, même quand on ne tape même pas vraiment dans le fond.

PARLONS TEXTURES

- Pendant la période d'ovulation, le col de l'utérus est plus mou (comme le lobe de l'oreille) et positionné légèrement plus haut dans l'abdomen. Cela permet aux spermatozoïdes de se déplacer vers l'ovule plus facilement.
- Le reste du cycle, il est plus ferme (comme le bout du nez) et plus bas dans l'abdomen.

LA (SEX)LIFE DE CAMILLE

On nous parle souvent d'une analyse de notre cycle en fonction de nos fluides et de nos pertes, mais j'ai récemment ajouté un autre paramètre de lecture de mon cycle menstruel : la douleur ou non lorsque ça « tape dans le fond ». Et, dans mon cas, en période d'ovulation, la pénétration trop profonde et intense peut me faire très mal : tu sais, c'est cette sensation qui prend toutes les jambes et le bas du dos, comme un coup de jus.

se faire limer / poncer la bite

C'est la sensation musculaire que l'on éprouve sur le pénis, le pubis et partout autour après des rapports répétitifs sur une courte durée.
Toute la zone est sensible, drainée, et a subi un coup de chaud.
On a l'impression qu'une feuille abrasive est venue poncer toute cette partie du corps.

se faire limer / poncer le clito

Le clito est H. S. pour de bon. Après 45 minutes de cunni, 15 minutes de caresses, 20 minutes de *humping*, la sensation est assez semblable. Ça brûle, ça tire : l'organe a taffé. Avec la variante *se faire limer / poncer le vagin*, on voit bien l'idée : des allers-retours répétitifs, intenses, qui laissent l'impression qu'une pierre ponce ou du papier de verre est passé par là pour limer et lisser la paroi du vagin.

être en mode chou-fleur

C'est l'état qui succède généralement la pénétration de trop. La vulve est irritée et elle a triplé de volume (oui, je ne savais pas que c'était possible avant que cela m'arrive).
La première fois, c'est très surprenant, tu passes juste tes doigts sur ta vulve après le rapport et tu sursautes au passage. Tu fonces aux toilettes, tu as même du mal à uriner, et t'essuyer est une torture. Tu attrapes un miroir et tu ne distingues plus aucune des parties de ta vulve à part les lèvres extérieures qui sont tendues et boursouflées.
I know, c'est chaud.
Seule solution : la douche avec un pommeau d'eau glacée entre les cuisses.

Quand tu es *en mode chou-fleur*, il est quasi impossible d'enfiler un sous-vêtement : c'est le moment où l'on bénit les robes sans culotte et où l'on maudit les jeans taille haute qui, de base, scient la foufoune en deux. Te voilà sans sous-vêtements, avec une robe longue très ample et une démarche plutôt curieuse. La vulve est sensible et irritée, mais en quelques heures elle dégonfle et la vie reprend son cours.

LA LIBERTÉ À L'HORIZONTALE

l’apnée d’insécurité

L’*apnée d’insécurité* est le fait de retenir sa respiration de façon inconsciente pendant un rapport. Ce blocage indique que l’on ne se sent pas en sécurité dans le rapport ou qu’on ressent une douleur. Dans tous les cas, c’est un signe et un mécanisme de défense proches du *freeze*.
Lors d’un rapport sexuel, la respiration est cruciale, pour des questions de relaxation des muscles, de connexion avec son, sa ou ses partenaires et de lubrification. Elle peut aider à prévenir les moments d’absence ou de dissociation, et permet de continuer à irriguer et réguler le système nerveux du corps et des parties génitales aidant à atteindre plus facilement l’orgasme.

Si l'on sent que l'on retient sa respiration ou que la personne avec qui l'on partage ce moment bloque sa respiration, il faut, dans un premier temps, ralentir. On ne met pas tout en pause mais on calme le jeu, on se fait un scanner interne et on se demande ce qui ne va pas, ce qui va moins bien ; on interroge l'autre également : est-ce un geste, une pensée qui a traversé notre esprit et a été un *trigger* ? une douleur ? une odeur ? un commentaire ? une incapacité à dire que l'on voulait arrêter, peut-être ? De là, avisez : on s'arrête ? un coup d'eau ? on en parle ? Après ça, on prend l'air ou on revient dans le moment (ou pas) pour continuer (ou pas).

LA LIBERTÉ À L'HORIZONTALE

QUAND ÇA S'PASSE PAS

Ce sont toutes les raisons et surtout les états qui font que le projet de sexe qu'on pouvait avoir à un instant T n'aboutit pas. Ce sont les bugs, les couacs, les *resets* et les exits qui font que ça ne se passe pas comme prévu. Quand on avait envie et puis finalement plus. Quand ça ne veut pas rentrer. Quand ça ne veut pas bander. C'est aussi ça, le sexe. Et lorsqu'on essaie de le décorréler d'une quelconque notion de performance, il reste : « Bon, on arrête et je vais chercher des glaces ? » Et c'est OK.

le vaginisme

Vaginisme est construit à partir du mot *vagin* auquel on a rajouté le suffixe *-isme*.
Le *vaginisme* est une contraction involontaire des muscles du périnée (ce sont les muscles qui entourent le vagin) qui rend la pénétration difficile voire impossible.

On distingue deux formes de vaginisme : le primaire et le secondaire :

- Le *vaginisme primaire* concerne les personnes qui ont connu ces douleurs dès leurs premières tentatives de pénétration.
- Le *vaginisme secondaire* est marqué par une temporalité précise, un événement : il y a un avant et un après. Cela peut notamment concerner certaines personnes qui ont vécu des violences sexuelles, des violences gynécologiques, des accouchements traumatisants.

Et si le vaginisme n'existait plus ?

Le vaginisme n'est-il pas l'illustration de la problématique des rapports pénétrocentrés ? Je m'explique : dans un monde où la pénétration serait une pratique qui procure du plaisir comme une autre, elle devient complètement modulable et surtout supprimable lors de plein de rapports. Le vaginisme, en ce sens, ne serait pas une issue fatale, pas une « maladie », – il serait plutôt le signe qu'il faut se tourner vers d'autres pratiques.

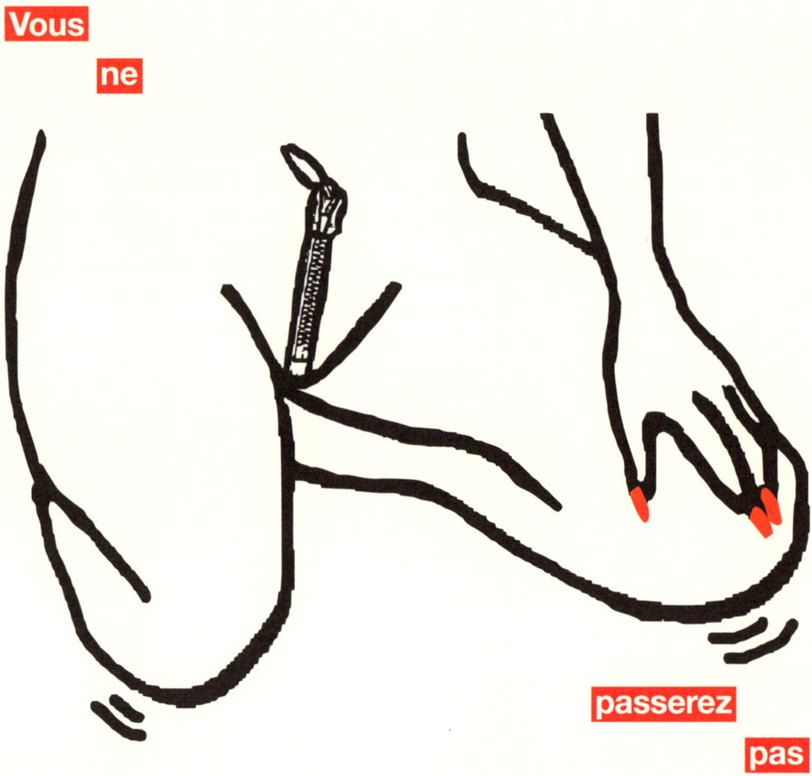
Vous
ne
passerez
pas

LE CERCLE VICIEUX

Dans l'imaginaire, lors d'un rapport pénétratif convoquant un vagin et un pénis, la personne qui possède le vagin mouille vite, car elle est très excitée, et n'attend qu'une chose : que, enfin !, le pénis la pénètre pour sentir lors de ce premier aller-retour un soulagement de son plaisir. MDR.
Une personne qui souffre de vaginisme a la hantise de la pénétration. Ce qui implique souvent la mise en place de tout un dispositif pour la retarder, voire l'éviter. Ça peut être avoir recours à des prétextes, faire en sorte que son partenaire éjacule lors de la pratique de sexe oral, utiliser une tooooooonneeeeeee de lubrifiant pour que la pénétration ait lieu, mais qu'elle fasse le moins mal possible, etc.
Pour certaines personnes, la pénétration pourrait avoir lieu, si l'on prenait le temps : de s'embrasser, de se caresser, d'y aller centimètre par centimètre d'une phalange pour éviter ce réflexe de contraction immédiat. Mais la prise en charge catastrophique du vaginisme et le tabou autour de la douleur lors de la pénétration nous font rentrer dans un cercle vicieux associé à une angoisse exponentielle, rapport après rapport.

« Oh j'ai mal, bon ça va passer. » « OK non ça ne passe pas et j'ai même mal après le rapport. » « On verra au prochain rapport, c'était juste cette fois. » « Encore ? » « Ça doit être moi le problème, j'ai peut-être quelque chose qui cloche. » « OK, je stresse maintenant lorsque je sens qu'iel a envie. » « Comment je peux faire pour pas ken. » « Mais bordel, c'est censé faire du bien, pas mal : wtf ? » « Je vais re-consulter, mais j'en ai marre qu'on me dise que c'est dans ma tête, qu'il faut que je me détende, que j'ai de l'eczéma dans le vagin ou que les mecs avec qui je ken ont des teubs trop grosses. »

Le point de vue de Noémie

Le suffixe *-isme* est très productif en français et on le retrouve dans tout un tas de mots. Il sert notamment à construire des noms de maladies, troubles ou affections comportementales comme dans *bruxisme*, *somnambulisme*, *nanisme*, *alcoolisme*, *daltonisme*, *paludisme*, etc.
Le suffixe peut être ajouté à une racine grecque ou latine (*brukein* en grec signifie « grincer des dents »), à un nom propre (souvent de celui ou celle qui a découvert le trouble, par exemple *daltonisme* pour Dalton) ou encore au nom de ce qui cause le trouble (*alcoolisme* pour *alcool*, *tabagisme* pour *tabac*…).

À ma connaissance, *vaginisme* est le seul nom de trouble en *-isme* qui soit formé à partir d'une partie du corps, ici le vagin. L'effet produit est celui de faire du vagin non seulement le lieu, mais aussi la cause du trouble, par analogie avec les autres maladies en *-isme*, et par opposition avec les noms de maladies en *-ite* formés à partir du nom de l'organe atteint (*laryngite*, *bronchite*, *vaginite*, etc.).
Imaginerait-on un *pénisisme* ou un *testiculisme* pour désigner des troubles de l'érection ou de l'éjaculation ? Rien n'est moins sûr… *Priapisme* est quant à lui dérivé d'un nom de Dieu !

l'im-
puissance

Bander est encore connoté comme une action pleine de puissance, on parle d'ailleurs d'*impuissance* lorsqu'une personne n'arrive pas à bander. Et on la décrit comme *impuissante*.
Si l'on pousse un peu plus la réflexion, cela revient à représenter le rapport comme un rapport de domination avec une personne puissante (ACTIVE), qui bande, et une personne impuissante (PASSIVE), qui est pénétrée. Et c'est problématique.

BANDER MOU

Bander mou est un bel exemple d'oxymore sexuel. On ne peut pas *bander mou.*
L'érection est tellement liée au symbole de virilité et de force / masculinité que même lorsqu'il s'agit de désigner le fait de ne pas bander, on trouve le moyen de placer le mot *bander.* C'est le reflet de tout l'ego et la fierté que porte l'acte d'être en érection.

LA DEMI-MOLLE

La *demi-molle* est un terme que je trouve attendrissant car il y a une notion d'encouragement, comme si on notifiait que l'on était à mi-chemin, qu'on y était presque. Ce n'est pas mou, c'est à moitié mou.

les *blue balls*

Les *blue balls* décrivent la sensation que ressentiraient les personnes possédant des couilles en cas d'érection prolongée sans éjaculation.
Cette expression est utilisée dans un contexte bien particulier : « On s'est chauffé·es, mais on n'a pas couché ensemble, je n'ai pas fini, je suis resté·e sur ma fin : je me suis endormi·e en mode *blue balls*. »
Il s'agit d'un mythe physiologique, même si la sensation peut exister : les couilles ne vont pas « peser plus lourd » pour de vrai, ni devenir bleu Klein… Mais on peut, en effet, ressentir cette sensation de lourdeur et se dire : « J'aurais bien déchargé ma cargaison de spermatozoïdes. LOL. »

« CECI EST UNE INTERVENTION »

Blue serait la couleur des couilles qui seraient lourdes et endolories, ce qui me pousse à me poser deux questions :

- Quid des personnes qui ne sont pas blanches, et qui seraient plutôt en mode *brown balls* ou *purple balls* ?
- Pourquoi est-ce qu'un rapport doit forcément finir par une éjaculation pour pouvoir être légitimement enregistré comme « coucher ensemble » ?

Blueballs

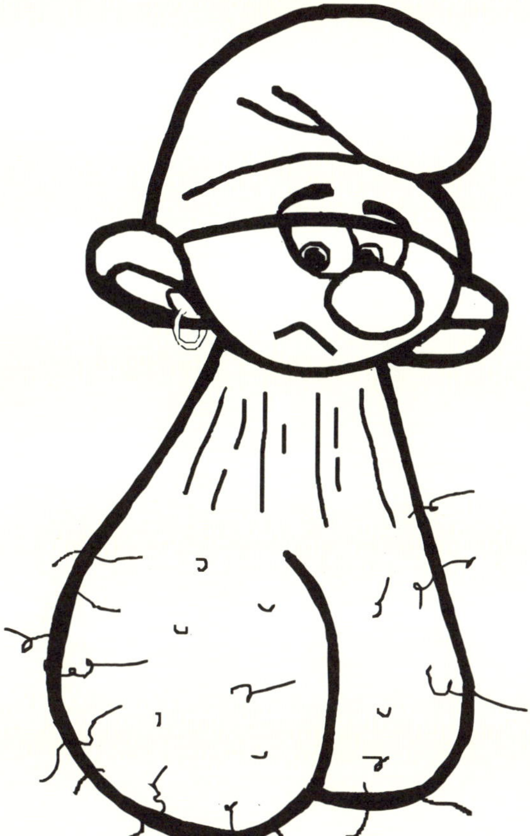

Blue clit

Je propose donc une nouvelle expression, *blue clit*, pour toutes les fois où les femmes et personnes non-binaires n'ont pas eu d'orgasmes ou n'ont pas fini, pour tous les cunnis interminables, pour tous les doigts aux ongles bien trop longs dans le vagin, pour toutes les pénétrations qui n'ont pas procuré plus de plaisir que ça et pour toutes les séances intensives de simulation. Bref, pour tous les rapports qui ont fini sans orgasme.

brown clit

red clit

purple clit

le désert libidoïen

Un *désert libidoïen* désigne la période où quelqu'un n'a pas de libido. Cette période peut être plus ou moins longue, et le désert plus ou moins grand à traverser, selon le rythme de chacun·e, avant de retrouver un espace moins aride… et plus humide !
Cette expression joue avec l'image du désert sec et infini que la personne devrait traverser avant de retrouver sa libido. Durant ce périple, la personne se retrouve confrontée à la pression du vent, de la chaleur et du manque d'eau qui symbolisent les différentes injonctions de la société sur nos sexualités.
J'ai choisi de dire *désert libidoïen* mais j'aurais aussi pu parler d'*inappétence d'entrecuisse*. C'est la non-envie de rapports sexuels durant une certaine période, qui ne peut pas être définie à l'avance.
Elle peut se manifester après une expérience traumatique (à la suite de violences sexuelles, par exemple) ou à la suite d'un ras-le-bol du sexe et d'un besoin de se concentrer sur autre chose. Pour certaines personnes, cette non-envie revient régulièrement, en lien avec un certain état hormonal. Elle est à différencier de l'*asexualité*, qui est le fait de ne pas ressentir le besoin d'avoir de relations sexuelles.

« CECI EST UNE INTERVENTION »

Les périodes de baisses de libido sont normales et ne doivent pas inquiéter.
L'envie quotidienne de sexe est un mythe. En avoir envie tout le temps, tous les jours et plusieurs fois par jour n'est pas véritablement humain. Nous avons des pics et des moments où, vraiment : flemme, tellement pas envie.
Cependant, les personnes qui connaissent de longues périodes de désert libidoïen ont souvent tendance à complexer, à remettre en cause leur personne, leur couple, à se demander si ielles sont « cassé·es ».
Or, chaque personne a son rythme d'envies et de désirs sexuels ; et dans un couple il arrive que les partenaires ne soient pas toujours accordés. Ce n'est pas grave ! Le consentement est là pour mettre fin au débat. Il replace ainsi l'envie et le désir consentis et mutuels comme les seuls moteurs des rapports.

Le point de vue de Noémie

L'*inappétence*, c'est, étymologiquement, le manque d'appétit. De la même manière que pour les mots qui désignent les organes sexuels (voir p. 150), on trouve de très nombreuses expressions qui établissent une proximité entre le domaine du sexe et le domaine de la nourriture : *j'ai faim de toi*, *être gourmand·e*, *dévorer des yeux*, *bouffer la chatte*/*le clito*, *sucer la bite*. Il y a aussi l'horrible *passer à la casserole* et certaines pratiques qui peuvent nous *dégoûter*. La soif tout comme le désir peuvent être *insatiables*. L'appétit concerne alors aussi bien *les plaisirs de la chair* que ceux de la *chère* ! Cela peut conduire à une analogie un peu dérangeante : si manger est un besoin vital, il n'en est pas de même pour la sexualité…

Flemme du *cul*, 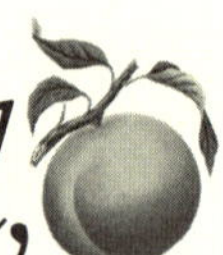
passe au 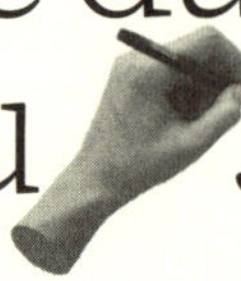 *sudoku.*

avoir les couilles qui tournent en rond

C'est le moment où, sans savoir pourquoi, ton pénis et toi êtes dans l'incapacité d'éjaculer et/ou de jouir. Et pourtant, tu as envie. Mais ce n'est même pas le sujet.

Quand ça arrive, on finit par rentrer dans un cercle vicieux où l'on se dit :
1. « Mais bordel, pourquoi je ne viens pas ? »
2. « Je ne comprends pas, j'ai envie en plus. »
3. « Il faut que j'arrête d'y penser. »
4. « Mais le fait de se dire d'arrêter d'y penser, c'est tout de même y penser, non ? »
5. « MY GODDDDDDDDD ! »

« CECI EST UNE INTERVENTION »

Est-ce une question de lâcher prise, de se prendre la tête ou juste le simple fait que tes couilles ont aussi un système bien à elles, et qu'elles font des mini-pauses et mini-grèves de temps en temps ?
Je sais que c'est une sensation assez frustrante pour la personne qui sent que ça pourrait venir, mais que non.
Les fois où je me suis retrouvée dans cette situation avec des partenaires, ils ont fini par s'excuser en m'expliquant qu'ils étaient désolés, mais qu'ils n'y arriveraient pas. Comme si j'attendais d'eux un bouquet final, un dessert avec des feux d'artifice ou la note finale en do du grand show. Non, absolument pas. Dans ma tête, l'éjaculation n'était même pas une obligation, pas une fin en soi, pour eux comme pour moi.
Le rapport se finissait sur une note de déception envers eux-mêmes et de colère envers cette partie de leur corps qui les avait lâchés.
Je me suis toujours dit que cela en disait long sur la pression qu'ils (et que la société) se foutaient sur les épaules.

une peine de bite

C'est comme une peine de cœur mais avec une dimension sexuelle.
C'est le manque que peut ressentir une personne lorsqu'elle ne couche plus avec une personne possédant un pénis avec qui elle avait un feeling et une connexion dingue.

Une peine de teuch

C'est la même chose, mais pour les personnes qui possèdent un pénis.

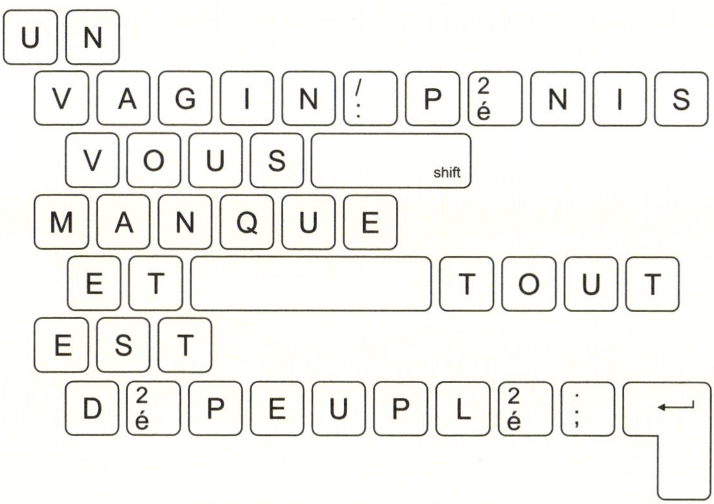

LA LIBERTÉ À L'HORIZONTALE

Parfois, on s'impose une peine de bite, en se disant qu'il ne faut plus coucher avec telle personne, sous prétexte qu'on se manque de respect en le faisant, parce qu'elle ne correspond pas aux valeurs qu'on s'est fixées : « Je peux pas faire ça, je me respecte trop… » Mais il faut savoir mettre cette idée de côté. Cette teub était géniale, tu as envie d'y retourner ? Fais-le, kiffe, sans te prendre la tête, et voilà ! Y a pas mort d'humanité !

le rejet auto-pénétratif

C'est l'incapacité pour une personne possédant un vagin ou un anus de se doigter ou d'insérer des sextoys lors de séances de masturbation solitaire, alors que cela n'est pas un problème lorsqu'une autre personne le fait.
Je pense surtout aux personnes possédant un vagin qui rapportent pour la plupart ne jamais introduire ni doigt ni objet lors de la masturbation. En effet, la stimulation externe du clitoris est la plus répandue, c'est celle que beaucoup de personnes utilisent en solo des années avant même de connaître la sensation de pénétration.
On retrouve cette réaction chez la plupart des personnes souffrant de vaginisme ou de vaginite (voir p. 219).

Pour info

La pénétration lors de la masturbation féminine et des personnes possédant un vagin ne représentent que 1,5 % des techniques de masturbation.

L'ÉJACU—LATION

L'objectif principal de ce chapitre ? Défaire l'idée reçue selon laquelle l'éjaculation est réservée aux personnes qui possèdent un pénis. J'ai grandi avec cette croyance que moi et toutes les personnes avec une vulve, on recevait uniquement. Et que jamais, au grand jamais, on aurait pu avoir cette capacité d'envoyer le jus, la sauce, d'éjaculer. Cette croyance m'a éloignée d'une certaine puissance par le jet de l'éjaculation. Mais ça, c'est fini. Ici, nulle question de se réapproprier des codes dits « masculins ». Mais plutôt un besoin urgent, et une responsabilité, de rétablir la vérité et de rappeler que tout le monde peut éjaculer. TOUT LE MONDE. C'EST COMME ÇA. C'EST PHYSIQUE.

squirter

J'adore ce mot parce qu'il correspond presque au son que ça fait de *squirter* (quand vraiment on squirte beaucoup).
Le *squirt*, c'est ce liquide transparent ou jaune clair qui est éjecté depuis l'urètre des personnes qui ont une vulve au moment de l'orgasme.
Ce liquide, même s'il sort de l'urètre, n'a pas exactement la même composition que l'urine. Très dilué, il contient d'autres substances, comme la créatinine et de l'acide urique. La quantité de liquides expulsés dépend de la quantité bue par la personne qui squirte, et sa couleur aussi : plus les liquides bus auront passé du temps dans la vessie, plus ce liquide sera jaune foncé.
Le mot *squirter* détrône de loin notre *femme fontaine*. Le mot anglais ramène à l'acte, l'expression française ramène à la personne en l'objectivant (voir p. 237).

Le coup de cœur de Camille

C'est très empouvoirant que de se dire que, nous aussi, on peut éjecter, on peut propulser loin et beaucoup. De se dire qu'en tant que personnes avec une vulve nous ne sommes pas uniquement des personnes qui reçoivent du liquide dans le cadre de la sexualité, mais que nous pouvons, nous aussi, être le point de départ d'une éjection liquide.

Ici, ce qui est génial, c'est qu'il ne s'agit absolument pas de se réapproprier les codes masculins. Squirter est un fait, un phénomène physique : on peut aussi envoyer la sauce, et ça fait du bien (de le savoir).
(Tous les jets sont valables, mêmes les mini-jets et les gouttelettes !)

p.-s. : ne pas confondre squirter avec éjaculer qui, pour les personnes qui possèdent un vagin, est encore autre chose (voir p. 241).

la femme fontaine

La *femme fontaine*, c'est la version française de *squirter* (voir p. 235).

« J'SUIS VNR »

C'est le parfait exemple de l'objectification des femmes.
Et c'est problématique.

Dire la *femme fontaine*, c'est comme dire la *femme bateau* ou la *femme paillasson* : c'est dégradant, et on ne peut pas réduire une personne à un objet.

De plus, ce terme pose une frontière invisible, et erronée, entre les femmes : il existerait les « fontaines » et les « incapables de se transformer en fontaine ». C'est sujet à complexe pour toutes les personnes qui ne squirtent qu'un tout petit peu, et ça effraie celles qui sentent que ça arrive avec cette fameuse envie de faire pipi assez chelou.

Or, toutes les personnes possédant une vulve et une vessie peuvent squirter.

Pour beaucoup, c'est d'ailleurs déjà arrivé, mais en petite quantité, et c'est passé inaperçu entre les draps et la transpiration.

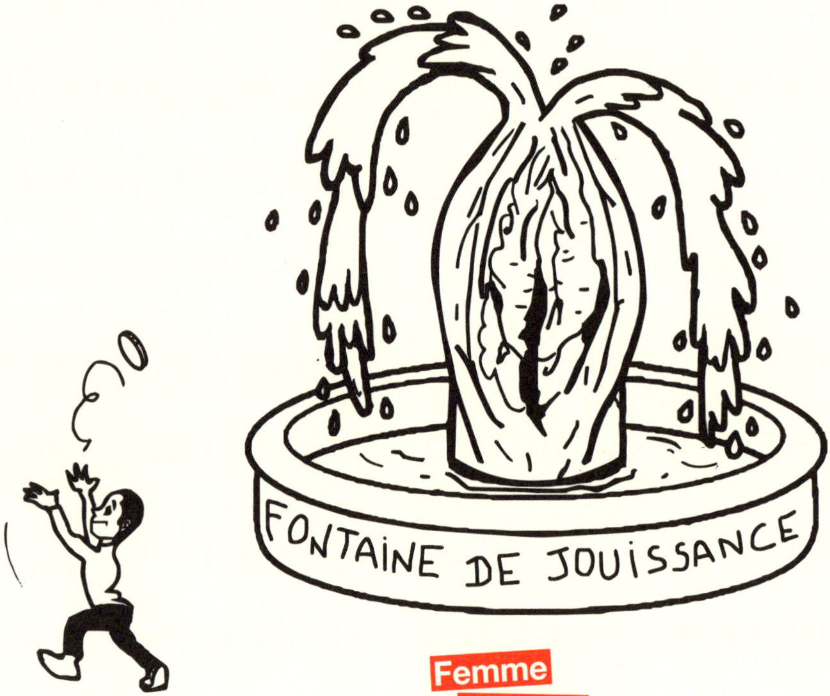

Femme fontaine

LA LIBERTÉ À L'HORIZONTALE

Pour décrire la sensation, c'est comme une envie de faire pipi (et souvent on arrête à ce moment-là, pris·e de panique en mode : « Arrête, arrête, arrête, je vais me pisser dessus ! »). Eh bien, non : CONTINUEEEEEEEEEEEEEEEE ! P.-S. : tu me remercieras plus tard en mettant tes draps dans la machine.

Le point de vue de Noémie

Lorsqu'on analyse les usages, on remarque que *squirter* remplace petit à petit *femme fontaine*, même si les deux termes ne sont pas vraiment équivalents. En effet, *femme fontaine* évoque une créature mythique et un peu monstrueuse, tandis que *squirt* et *squirter* désignent plutôt une action ou une pratique. Passer de *femme fontaine* à *squirt* ou *squirter*, c'est donc passer de la catégorisation souvent stigmatisante d'un certain type de femmes à la désignation d'une pratique, potentiellement réalisable par toutes.

On note d'ailleurs que ces mots n'apparaissent pas dans les mêmes contextes : dans les discours en ligne, *être une femme fontaine* semble l'objet d'une peur (et éventuellement d'un fantasme pour les hommes, dans le cadre hétérosexuel) ; tandis qu'on trouve de plus en plus de contenus invitant à savoir comment *squirter*. D'un phénomène subi ou craint, on passe alors à une pratique souhaitée et recherchée. *Squirt(er)* est aussi beaucoup plus utilisé qu'*éjaculation féminine*, ce dernier ne désignant pas la même chose (voir ce que dit Camille plus haut), tandis que *squirt* se retrouve plus facilement dans le langage courant, notamment lorsqu'il s'agit de parler de sexualité ou de plaisir. Peut-être s'agit-il également de distinguer les phénomènes masculin et féminin ?

L'emploi et la diffusion de *squirter* peuvent en tout cas se lire de deux manières : d'un côté, on peut le voir comme une injonction de plus à réaliser des performances sexuelles ; d'un autre côté, catégoriser ce phénomène comme faisant partie de la palette des possibilités sexuelles peut également être considéré comme une déstigmatisation d'une action considérée parfois autrement comme anormale et étrange.

éjaculer (pour les personnes qui possèdent un vagin)

À la différence du *squirt*, l'*éjaculation féminine* est un liquide qui se rapproche, en termes de texture, du sperme. Ce n'est pas non plus de la mouille ou cyprine : c'est un autre liquide blanchâtre un peu trouble composé de vitamines, de sucres et de minéraux.

Prostate pour toustes !

Comme les personnes possédant un pénis, les femmes cisgenres possèdent une prostate et peuvent éjaculer lors de l'orgasme. Ce liquide est alors sécrété par des glandes appelées *glandes para-urétrales* ou *glandes de Skene*.

se vider les couilles

Se vider les couilles, c'est quand l'acte sexuel est uniquement effectué dans un but pratique et mécanique.
Vouloir *se vider les couilles*, c'est vouloir vite en arriver à l'éjaculation et par tous les moyens parce que les couilles « pèsent », « sont lourdes » et n'ont pas été « vidées » depuis un long moment.
On utilise cette expression en post-moment sexo : « Je me suis bien vidé les couilles, ça fait du bien. »

Le point de vue de Noémie

Cette expression repose sur la représentation des couilles comme remplies de liquide (le sperme) qu'il faut vider (dans un *trou* ? voir p. 154) sous peine d'exploser. Trop vidées, elles se transforment en sachets de thé (voir p. 243).
Cette représentation est fausse biologiquement (les testicules ne sont pas réellement des réservoirs à liquide qu'il faudrait purger régulièrement, comme les radiateurs), mais également naturalisante et sexiste : elle sédimente l'idée d'une nécessité corporelle des hommes d'avoir des rapports sexuels réguliers pour être en bonne santé.

avoir les couilles comme des sachets de thé

Avoir les couilles comme des sachets de thé, c'est la sensation d'avoir les couilles qui ont été mises sous vide.
C'est l'impression d'avoir les couilles asséchées, qu'il faut les laisser se rengorger, se remplir à nouveau.
C'est en général une sensation qui vient après des rapports et des éjaculations répétitives.

LA (SEX)LIFE DE CAMILLE

Je n'ai jamais eu cette sensation avec mes ovaires, mais je vois bien le concept : comme un réservoir dans lequel on a puisé au-delà de la réserve de secours, là c'est la sécheresse maximale.

l'éjac' rapidos

Il s'agit de l'éjaculation qui arrive au bout de quelques secondes sans presque la sentir.
Il ne faut pas la confondre avec l'éjaculation précoce qui est, elle, associée à un trouble sexuel.
L'*éjac' rapidos* est très occasionnelle et se suit de fous rires et de « Ah, clairement, je ne sais pas ce qu'il s'est passé ».

LE SEXE BRUTAL

Quelle est la différence entre *faire l'amour* et *faire du sale* ? Est-ce le sentiment amoureux ou tout simplement l'intention ? Dans ce chapitre, aucun jugement de valeur, simplement une réflexion sur ce que ces pratiques qui revendiquent une absence de douceur peuvent dire de nos rapports à nos sexualités. Exemples : *ne pas respecter quelqu'un·e au lit*, *vouloir* dead *sa ou son partenaire*, est-ce compatible avec une sexualité inclusive, sans rapport de forces et consentie ?

faire du sale

Faire du sale, c'est l'expression qu'on utilise le lendemain, lors d'un compte rendu post-coït entre ami·es, en s'exclamant : « Meuffffff, on a fait du sale ! »
Faire du sale, c'est toujours positif, c'est une bonne et intensive partie de jambes en l'air. C'est aussi une façon d'assumer que le sexe n'est pas uniquement faire l'amour de façon sensuelle, romantique et douce.

Le coup de cœur de Camille Le coup de cœur de Camille Le coup de cœur de Camille Le coup de cœur de Camille Le co

Ce que j'aime dans l'expression *faire du sale*, c'est qu'elle se démarque clairement d'une vision très aseptisée de la sexualité et des rapports sexuels.

Le point de vue de Noémie

Ici, *sale*, qui est normalement un adjectif, est converti en nom : *le sale*, comme parfois on peut parler *du beau*, ou *des grands*, etc. Dans *faire du sale*, il perd sa connotation péjorative et acquiert ce sens de sexe intense et impliqué. On retrouve ce *sale* sous la forme d'emprunt à l'anglais dans plusieurs expressions mentionnées par Camille : les *dirty faces* (voir p. 124), le *dirty talk* (voir p. 325), dans lequel là aussi il est plutôt connoté positivement.
On peut s'interroger néanmoins sur le fait d'associer la sexualité au sale ! Cette idée se retrouve également dans l'utilisation un peu datée de *cochon* pour parler d'une sexualité plutôt libérée : *faire des trucs cochons*, *un message cochon*, etc. Or le cochon est un animal qui n'est pas réputé pour sa propreté…

dead quelqu'un·e au lit / se faire *dead* au lit

Cette expression non genrée rejoint l'expression *faire du sale* (voir p. 246).
Dead *quelqu'un·e au lit* ça veut dire « mettre la personne K.-O. ». Il faut se mettre à la place d'un·e coach de sport qui voudrait *dead* quelqu'un·e à l'entraînement. L'idée, c'est un peu : « J'ai envie de te faire comprendre que t'es pas là pour rien. »
Une femme peut *dead* un homme au lit et je trouve la formule intéressante car on sort de cette vision de soumission obligatoire ou de ces expressions telles que *il m'a fait ci et ça*, *il m'a prise comme ça* ou encore *j'ai pris cher*.

R. E. S. P. E. C. T.

Cette expression et la vision qu'elle véhicule peut être déroutante et interprétée comme une forme de non-respect, mais l'utiliser c'est surtout montrer une volonté de ne pas définir de rôles dans la sexualité et de s'affranchir du sentiment dev culpabilité sur tout ce qu'il peut se passer dans notre *sexlife*.
J'ai beaucoup de témoignages de femmes et de personnes possédant un vagin, qui ont entre 40 et 50 ans, qui se retrouvent dans un dilemme et s'interdisent des choses : « Je veux que l'on me respecte dans mon couple et dans la vie, et donc au lit je ne me soumets pas, je ne me lâche pas. » Pour les autres tranches d'âges, plus jeunes, le dilemme est moins présent. Comme si cette opposition entre « la maman et la putain » se résorbait pour laisser place à une liberté sexuelle qui n'est en aucun cas un indicateur de qui tu es en tant que mère, en tant que professionnel·le ou en tant qu'être humain.

Mettre tarif

On trouve aussi l'expression *mettre tarif*. La notion d'argent est importante, c'est comme si l'on disait « iel va en avoir pour son argent », ça ne va pas être un rapport « pour rien ».

ACCEPTER QUE *me faire* dead **OU** dead *quelqu'un·e* **AU LIT, SI C'EST CE QUI** *m'excite*, **ME REND COMPLÈTEMENT** *dingue*, **SI C'EST CE QUE JE VEUX ET** *désire* **: C'EST ME RESPECTER.**

(VOIR « *j'ai pas envie qu'on me respecte au lit, moi* **», P. 252).**

ken et niquer

Ken, c'est le verlan de *niquer*. *Ken*, c'est « avoir un rapport sexuel ».

Niquer c'est surtout « rompre », « casser ». On dit « J'ai niqué mon vase » ou « J'ai niqué ma robe, j'ai le seum ». (Parenthèse : *seum* vient du mot arabe *sèmm* qui signifie « venin », fin de la parenthèse.)

Dans les situations où on utilise *niquer* en dehors d'un contexte sexuel, il y a toujours cette notion d'irréparable, d'irrémédiable : il n'y a plus qu'à jeter. Il y a un goût de déception : « C'est complètement niqué, j'suis dég. »

Philosophie du Q

Mais alors, un rapport sexuel où l'on *nique* est-il un acte où l'on se détruit ? Un rapport où c'est hard ? Un rapport où l'après ne sera plus jamais comme l'avant ? Un rapport où l'on met ou où l'on a pris tellement cher que notre sexe, notre corps ne sera plus jamais le même ?

Vous avez quatre heures, mes loves.

(se faire) prendre

Pour comprendre cette expression, il faut partir du principe qu'elle n'est pas complète. Qu'elle est inachevée. C'est *(se faire) prendre contre un mur, (se faire) prendre contre le capot de la voiture.*

Dans *(se faire) prendre*, il y a la notion de *(se faire) (sur)prendre* mélangée à une dimension de restriction physique consentie : c'est spontané, non programmé, et il y a une personne qui nous prend contre le mur et on se sent désiré·e.

On connaît tous et toutes une personne qui, à un moment donné, nous a dit : « T'aimes bien quand je te prends comme ça, hein ? »

COGER

Lorsque j'ai commencé à apprendre l'espagnol quand j'habitais à Madrid, je me retrouvais dans des situations où je commandais des sodas avec mes parents en terrasse : « *Voy a coger una limonada, porfa* » et le serveur ou la serveuse me présentait une tête complètement choquée.
En catalan (que l'on parle à Barcelone, et pas à Madrid), *coger* c'est « prendre », donc la phrase *je vais prendre une limonade s'il vous plaît* est correcte. Mais dans des langues espagnoles d'Amérique latine comme le colombien ou le mexicain, et en castillan (que l'on parle à Madrid), *coger* c'est « prendre » dans un cadre sexuel, beaucoup plus proche de notre *prendre quelqu'un·e* français.

D'où l'expression scandalisée sur leurs visages à l'idée d'imaginer une fille de 10 ans prendre un verre de limonade contre une table. #taspeur.

Le point de vue de Noémie

En français, le verbe *prendre* se construit généralement avec un objet direct inanimé, concret ou abstrait : *Lise prend son sac*, *Medhy prend une casserole*, *Sarah prend la fuite*, etc. On prend **quelque chose**. Mais dans un contexte sexuel, on peut utiliser *prendre* d'une autre manière, où l'objet direct est animé et humain : *Il m'a prise*, *Lise a pris Sarah (contre un mur)*, etc. Dans ce cas-là, on prend **quelqu'un**. En général, quand quelqu'un·e dit qu'*iel s'est fait prendre*, cela implique l'idée d'un rapport sexuel intense et énergique, voire un peu sauvage. Même lorsqu'il s'agit de prendre **quelqu'un**, il semble alors que le sens de prendre **quelque chose** n'est pas très loin, et sert à exprimer cette idée d'intensité ou d'appropriation de l'autre dans le sexe.

« j’ai pas envie qu’on me respecte au lit, moi »

Discussion entre copines, l’une d’elles nous communique son insatisfaction sexuelle : « J’ai envie qu’il me fasse du sale, il me respecte trop. »
Cette notion de respect se retrouve aussi dans la bouche de certains hommes comme une explication à une incapacité à envisager un rapport avec telle ou telle femme : « Je la respecte trop, je peux pas la ken. »
Ou l’explication du pourquoi ils ont pu baiser avec une meuf : « Je ne veux pas que ce soit ma meuf, donc je l’ai défoncée : zéro respect. »

« J'SUIS VNR »

Le sexe brutal, lorsqu'il est consenti, n'est pas une forme d'irrespect. Tirer les cheveux d'une personne lorsqu'elle le demande n'est pas une forme d'irrespect et finir un rapport sexuel en levrette et en mettant des fessées, si c'est ce dont les deux personnes ont envie, n'est pas une forme d'irrespect.
Partir du principe que dans le cadre d'une future relation amoureuse de couple, la personne est une personne à respecter et que ce respect va se manifester par un comportement sexuel particulier qui va rimer avec douceur, lenteur et tout un tas de pratiques très particulières que l'on réserve aux « meufs qu'on respecte » EST SEXISTE ET MISOGYNE. ET IRRESPECTUEUX.
C'est partir du principe que l'on respecte sa copine car « elle, on peut la présenter à sa mère et à ses potes » et que l'on ne respecte pas son plan cul car « ce n'est pas du sérieux et que nos rendez-vous sont essentiellement sexuels ».
La notion binaire de « personnes que je respecte » *vs* « personnes que je ne respecte pas » incarnée dans des comportements sexuels est le socle même du patriarcat dans nos pieux.
Pourquoi répartir les femmes entre celles que je respecte sexuellement parce que je les respecte romantiquement et celles que je ne respecte pas car « je ne me projetterai jamais avec elles en couple » ?

R. E. S. P. E. C. T.

Pourquoi *ne pas se faire respecter* devient une demande sexuelle pour certaines femmes ? Parce que c'est une façon de faire du sexe pour beaucoup d'hommes qui convient AUSSI à beaucoup de femmes.
Pour moi, lorsque je te demande d'y aller plus fort, que c'est OK pour toi et que l'on s'exécute : tu me respectes. Ce n'est pas un moment d'irrespect, au contraire. C'est ça, le respect de mon désir, la validation de mes envies et enfin l'exécution tout en respectant nos limites mutuelles : c'est ça, le respect.

(Voir *DEAD* QUELQU'UN·E AU LIT / SE FAIRE *DEAD* AU LIT, p. 247.)

« vas-y plus fort, je suis pas ta mère »

Comme *harder daddy* (voir p. 271), *vas-y plus fort, je suis pas ta mère* mentionne une figure parentale. Figure qui, dans un rapport sexuel, n'a pas sa place.
Ce qui est aussi intéressant quand on dit *vas-y plus fort, je suis pas ta mère*, c'est qu'on postule ce que notre mère aime ou non, avec l'idée que notre mère ne peut pas aimer que cela soit brutal, justement parce qu'elle est « mère ». Alors que nous, qui ne le sommes pas, oui, on aime ça, et avec cette phrase on donne notre consentement pour y aller franco.

Encore et toujours du patriarcat...

Une fois de plus, la sexualité est le miroir de la domination patriarcale qui écrase notre société. En témoignent les images de la mère, de la mama qu'on devrait traiter avec délicatesse, et du daddy, du père qui doit nous mettre cher. On retrouve d'ailleurs souvent les titres suivants dans la pornographie *mainstream* : « *Daddy fucking hard for the first time step daughter* » ou « *MILF : step mom cheeting on husband with stepson cums like never before* ». Sympa.

le *choking*

Pratique issue du BDSM et démocratisée par le porno, le *choking*, traduit en français par le mot *asphyxie*, consiste à contraindre son ou sa partenaire par la gorge en posant ses mains sur son cou en y exerçant une pression.
Cette pratique est cérébrale et physique car elle joue avec la sensation de contrainte corporelle et l'impression de perdre pied, de ne plus pouvoir être dans le contrôle, d'être en danger.
On peut retrouver cette sensation dans d'autres pratiques qui consistent à être attaché·e, suspendu·e…

BDSM

Le *BDSM* (pour *Bondage*, *Domination*, *Soumission*, *Sado-Masochisme*) est l'ensemble des pratiques sexuelles et situationnelles utilisant la douleur, la domination, la contrainte, l'humiliation érotique ou encore la soumission.

« CECI EST UNE INTERVENTION »

Le *choking* est très technique et la pression ne doit surtout pas être faite au niveau du devant de la gorge, car il y a des risques d'asphyxie (comme l'indique la traduction française), de perte de connaissance et donc de mort si cette pratique n'est pas exercée dans les règles.

LA LIBERTÉ À L'HORIZONTALE

Mettez en place un *safe word*, car les termes comme *stop* ou *arrête* peuvent faire partie d'une autre pratique sexuelle où tu repousses tes limites (voir p. 257).

le *safe word*

Le *safe word* (« mot de sécurité ») est un signal verbal (un mot) défini par les partenaires avant une séance BDSM et qui a pour but, une fois prononcé ou signalé, d'y mettre un terme net.
Il peut changer d'un·e partenaire à l'autre et d'une partie de sexe à l'autre.
Le *safe word*, ça peut être n'importe quel mot de ton choix. On peut se marrer, et choisir *cacahuètes* ou *foufoune* : je m'imagine en train de crier *foufouneeeeeeeeee* et je ris, solo.
On peut aussi avoir un *safe move*, c'est-à-dire un signal corporel, un geste. Ça peut être mordre, hocher la tête ou encore tapoter l'épaule de son ou sa partenaire avec la main.

UNE HABITUDE

J'aime sortir du domaine du BDSM et utiliser le *safe word* pour tous les rapports.
Rappeler le *safe word* ou *safe move* à chaque fois, au début, tel un rituel est une façon de rentrer de façon sereine dans le rapport et de se dire qu'il y a un mot (ou un geste) destiné uniquement à ce que le rapport s'arrête dès qu'on le souhaite, sans besoin d'explications quelconques. C'est aussi une marque de consentement et de respect de la volonté de l'autre.

Le point de vue de Noémie

Pourquoi le *safe word* n'est-il pas tout simplement *non* et prend-il ces formes un peu grotesques ?
En fait, comme l'explique l'anthropologue du langage Don Kulick, dire non ou ne pas s'arrêter au *non*, notamment dans des pratiques qui impliquent des jeux de rapports de pouvoir, de domination et de soumission, peut précisément faire partie de ces jeux sexuels. Le *non* risque alors d'être mal compris, de ne pas être interprété comme un vrai *non*, ce qui peut bien sûr avoir des conséquences dramatiques. C'est la raison pour laquelle les communautés BDSM, souvent très soucieuses des questions de consentement, invitent les partenaires à convenir d'un *safe word* qui ne soit pas le *non* et qui soit complètement déconnecté de l'univers de la sexualité, ou même franchement comique.
Dire *carotte* au milieu d'un rapport sexuel, c'est totalement sorti de son contexte, ça vient de nulle part, ce n'est pas du tout sexy : en fait, cela permet de déstabiliser le cadre du rapport sexuel, d'exhiber le fait que, là, on n'est plus en train de jouer. Ce à quoi sert le *safe word*, c'est à rompre le déroulement du rapport sexuel, à casser sans ambiguïté la dynamique du jeu qui est en cours, dans laquelle les mots *oui*, *non*, *j'ai mal* n'ont pas le sens qu'ils ont habituellement hors de la sexualité. C'est pour cela que les gens choisissent des *safe words* les plus saugrenus et drôles possible.

la bifle

Bifle est un mot-valise formé de *bite* et *gifle*. C'est un geste qui consiste en une gifle, c'est-à-dire un coup porté à la joue, avec un pénis.

Dans quel but, me diras-tu ?
EH BIEN, JE NE SAIS PAS.

La bifle faciale est la plus répandue, mais il existe également la bifle sur les fesses ou encore les seins.

On demande toujours !

Cette pratique peut être porteuse d'un sentiment de domination : la bifle classique serait un teasing avant une fellation ou une biflette sur la joue comme on ferait une tapette sur l'épaule de quelqu'un·e pour le ou la féliciter. Certaines personnes peuvent ainsi se sentir non respectées lors de cette pratique ou avoir l'impression qu'on les transporte dans une scène de porno et que ce n'était pas dans le programme de leur soirée.

Cette pratique sexuelle (COMME TOUTES LES AUTRES) ne doit pas être exercée sans le consentement de la personne sur qui elle est pratiquée.

« J'SUIS VNR »

Qu'y a-t-il de plus fort que la main pour donner une gifle ? Le pénis pour faire une bifle.
Cette technique, qui, utilisée de façon consentie, repose sur le choix de chaque personne, me mène tout de même à réfléchir.
Avec une bifle il y a l'idée que la main n'était pas assez « forte et violente », alors on utilise sa bite qui est « encore plus grande et dure ».
C'est d'ailleurs une pratique très inégale, puisqu'une personne qui possède une vulve ne pourra pas bifler. On n'utilise pas le pied, pas la tête, ni les fesses, on utilise le seul orgasme externe différenciant pour asseoir cette technique. La bifle, c'est donc la matérialisation même du patriarcat : « J'ai une bite, pas toi, donc tu es plus faible et je me donne le droit de te frapper avec. »

(se faire) labourer

(Se faire) labourer, c'est l'équivalent agricole de *(se faire) bouffer le minou* ou *(se faire) bouffer la chatte*. Cela signifie pratiquer du sexe oral sur une vulve avec tant d'entrain, d'envie, de passion qu'on a l'impression d'y faire des travaux et de foutre de la peinture partout (tu vois, n'est-ce pas).

(Se faire) labourer, c'est également la version agricole de *(se faire) défoncer* et *prendre cher* : comme si le pénis devenait un outil qui permettait de tout retourner sur son passage (la terre, le vagin, le cul, etc.).

Tel un champ de blé, ton vagin serait donc un terrain à explorer sans aucune douceur : il faut y aller franco avec son gros tracteur.

La définition initiale de *labourer*, c'est : « 1. Ouvrir et retourner (la terre) avec un instrument aratoire, un outil à main (bêche, binette, houe), ou une charrue. 2. Creuser, ouvrir (comme le soc de la charrue laboure la terre). » On adore…

(Le champ lexical de l'agriculture ramène aussi le vagin à un terrain fertile, un terrain qui peut faire pousser la vie, si l'on en prend soin et que l'on y plante des graines.)

LIBRE À TOI DE LAISSER TA PENSÉE S'ÉVADER CAR C'EST LA SEULE
EXPRESSION QUI RÉUNISSE SEXE ORAL NON PÉNÉTRATIF, SEXE ANAL ET SEXE VAGINAL :
AMEN, ENFIN DE L'INCLUSION, HAHAHAHAHA !

MES CORRESPONDANCES ENTRE LES FORMES DE LABOURS ET LES POSITIONS SEXUELLES

Le labour de défoncement .... La levrette (tête dans l'oreiller)
Le labour profond .... Le *face-sitting*
Le labour moyen .... Le cunnilingus debout
Le labour léger .... L'entrecroisé (« Je te laisse me porter »)
Le labour à plat .... La levrette à plat ventre
Le labour en planche .... Le 69
Le labour en billons .... Toutes les positions mais avec une serviette de bain en dessous en cas de *squirting*. (Flash info : la culture sur billons est une technique agricole utilisée pour limiter les effets d'une humidité ou pluviométrie importante.)
Le labour anguleux .... La balançoire
Le labour arrondi .... Le demi-pont (on forme un beau rond svpé)
Le labour jeté .... Le bretzel amoureux (la position des personnes qui se sont jetées les unes sur les autres)
Le labour d'automne ou d'hiver .... La réunion chauffée (on garde ses chaussettes)
Le labour d'été .... L'affaire escalier (en rentrant des fêtes de Bayonne)
Les labours à 45° .... Le dos au mur

le syndrome de la bite invisible

C'est la sensation d'avoir encore un pénis dans son vagin ou son anus après un rapport. Comme si cette partie du corps en avait gardé la forme.
Cette sensation peut durer de quelques minutes à quelques heures. Assez déroutante la première fois qu'on la ressent, elle peut devenir assez amusante.
Très vite, on peut avoir l'impression que cela se voit dans notre démarche, alors que pas du tout.

So, comment ?

Ce syndrome physiologique peut être déclenché à la suite d'un rapport un peu plus brutal ou plus franc que d'habitude ou lors d'une pénétration avec un objet ou un sexe plus large que d'habitude. Ou les deux (force à toi dans ce cas-là !)

LE SEXE ET INTERNET

Ce chapitre est l'occasion de faire le point sur le sexe à l'heure du digital, que ce soit pour évoquer le sexe à distance, les *nudes*, les messages dropés juste comme ça pour donner envie à 15 h 32 un jeudi, ou même *Netflix and chill*, ou pour interroger notre rapport à la pornographie et ce qu'elle véhicule. Ici, il sera donc question à la fois de la liberté qu'offre Internet, mais aussi de tout ce qu'il peut avoir de violent, incontrôlable, faux.

la porno-graphie / le porno

Selon une enquête de 2020, environ 45 % des adolescent·es qui consommaient de la pornographie le faisaient en partie pour en savoir plus sur le sexe.
À 13 ans, un ado sur trois a déjà visionné ou visionne régulièrement des contenus pornographiques.
Lors de l'enquête que j'ai faite en 2022 auprès de 26 000 ados, la troisième raison pour laquelle iels regardaient du porno *mainstream* était en effet pour apprendre.
90 % des adolescents et 96 % des jeunes adultes encouragent, acceptent ou sont neutres lorsqu'ils parlent de porno avec leurs amis.
Selon un récent rapport du BBFC*, 75 % des parents pensaient que leur enfant n'avait jamais rencontré de porno, mais parmi ces enfants, 53 % ont déclaré avoir en fait vu de la pornographie.

* Le BBFC ou British Board of Film Censors est l'organisme responsable d'évaluer la classification des films, de la télévision et des jeux vidéo au Royaume-Uni.

EN CHIFFRES

- 1 titre pornographique sur 8 présenté sur les pages d'accueil pornographiques décrit des actes de violences sexuelles.
- « *Teen* » est l'un des thèmes pornographiques les plus populaires, et les recherches montrent que ce thème devient de plus en plus populaire et inclut la représentation de personnages mineurs.
- Environ 35 % de tous les téléchargements sur Internet sont pornographiques et environ 80 à 90 % des utilisateurs et utilisatrices de porno n'accèdent qu'à du contenu gratuit, loin des circuits de porno éthique, féministe ou égalitaire.
- La dépendance au porno affecte environ 5 à 8 % des adultes : ces personnes dépendantes du porno passent au moins onze à douze heures par semaine à regarder du porno. Onze à douze heures de matraquage d'images violentes et de scénarios joués qui sont bien loin de la réalité.

« J'SUIS VNR »

Quand est-ce qu'il nous a été dit que les films pornos étaient la version audiovisuelle la plus proche d'un rapport sexuel réaliste ? Jamais. Les acteurs et actrices elleux-mêmes ne jouissent pas et ne gémissent pas dans leur vie sexuelle intime de la même façon que dans les vidéos des chaînes où iels sont présent·es.
Ça m'échappera toujours ce raccourci que l'on peut faire parfois qui consiste à aller puiser de l'inspiration dans la pornographie *mainstream* (c'est-à-dire qui n'est pas amatrice ou réaliste).
Oui, il m'est déjà arrivé de regarder des vidéos et de me dire : « Bon, là, clairement je ken de la même façon ! », mais dans la grande majorité des cas, il y a un monde entre ce que la pornographie *mainstream* peut me proposer et ce qu'il se passe dans mon *bed*.

CE N'EST PAS UN PROBLÈME DE CONSOMMER DU PORNO,

MAIS IL FAUT LE FAIRE
AVEC RAISON

ET EN COMPRÉHENSION DE
CE QU'IL SE PASSE À L'ÉCRAN,

ET SANS EN REPRODUIRE

ENSUITE TOUS LES CODES
DANS LA VIE

SANS DEMANDER À SES
PARTENAIRES

S'IELS SONT OK
ET DANS LE DÉLIRE.

la gorge profonde

Une *gorge profonde* est une pratique de sexe oral venue de la pornographie *mainstream*.
C'est une variante de la fellation qui consiste à mettre le pénis en entier dans la bouche et donc à positionner le gland tout au fond de la gorge. C'est le parfait exemple de pratiques qui, sans l'influence du porno, ne seraient jamais venues à l'esprit de la personne qui fait la fellation. Très fréquente dans de nombreuses vidéos, la gorge profonde symbolise la domination. Elle permet de faire ressentir à la personne qui possède le pénis que la globalité de son pénis est engloutie, dans une gorge serrée.
C'est surtout une bonne façon de vomir son quatre-heures.

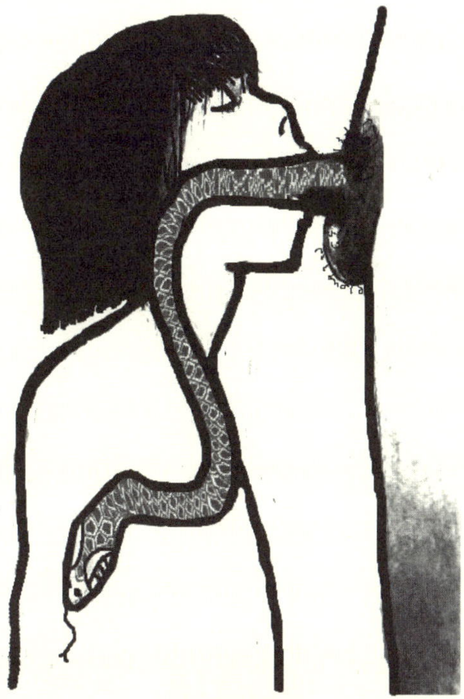

Gorge
profonde

p.-s. : merci de ne surtout pas appuyer sur la tête de la personne qui fait une fellation, comme pour la forcer à aller plus loin. Genre, jamais.

« *fuck me* », « *harder daddy* »

Pourquoi parler anglais pendant les rapports sexuels peut-il paraître (plus) excitant ? (Ne sont pas concernées les personnes dont l'une des langues maternelles est l'anglais et les personnes qui ont des rapports sexuels avec des personnes anglophones.)

À force de voir des images de personnes au bord de la jouissance au moindre « *harder daddy* » ou « *you feel that inside of your little pussy?* » et de n'être confronté·e qu'à un catalogue de films où les dialogues sont en anglais, on finit par calquer ce que l'on peut y voir dans nos propres vies sexuelles. On copie par facilité, par mimétisme et parce que c'est la seule représentation vidéo de la sexualité qu'on possède.

Ce qui explique pourquoi beaucoup de personnes avec un pénis fantasment et sont à la recherche de ce scénario où une femme incarnerait une petite chose fragile, presque enfantine, qui les appellerait « *daddy* ».

POSER SES LIMITES

Les personnes possédant une vulve qui utilisent ces propos ne se rendent pas compte, pour la plupart, de ce qui se cache derrière : correspondre à ce qui pourrait le plus exciter la personne avec qui l'on couche. Pour peu que la personne nous demande « Tu peux m'appeler *daddy*, s'il te plaît ? » ou encore « Si tu parles en anglais comme dans les pornos ça me rend ouf, tu sais ! », le tour est joué. Mais c'est à nous, aussi, de comprendre notre rôle et notre responsabilité de ne pas être dans une acceptation de « tout ce qui peut faire plaisir et exciter l'autre » : que ce soient les mots, les gestes et les pratiques.

Les limites sont à établir avec l'autre, mais avant toute chose avec soi-même.

LA (SEX) LIFE DE CAMILLE

À de nombreuses reprises, je me suis retrouvée dans des situations avec des partenaires qui se croyaient dans un film porno et qui, de surcroît, ne savaient faire que ça, ne connaissaient rien d'autre et n'avaient surtout pas envie de faire autrement car c'était sur ce genre de contenus qu'ils avaient été habitués à jouir, orgasmer et éjaculer depuis plus de dix ans.
Les plus sincères m'ont d'ailleurs expliqué : « Si ce n'est pas comme dans les pornos, je débande, ça ne m'excite pas. Je ne veux aucune différence entre ce que je regarde et ce qu'il se passe dans mon lit. »

les *nudes*

Tirés de l'anglais *nude* (qui signifie « nu·e »), les *nudes* sont des photos prises dans un cadre intimiste (genre une chambre) ou bien voyeuriste (style une cabine d'essayage), avec un œil sexualisé et destinées à être envoyées à une personne pour entamer une conversation ou lâcher un « salut, je pense à toi ».

« CECI EST UNE INTERVENTION »

Ne nous mentons pas, nous avons tous·tes un stock de *nudes* dans nos téléphones qu'on dégaine quand on en a besoin. Les *nudes* minute, ça n'existe, malheureusement, presque plus. On a des vies bien remplies, et je ne vois que très rarement « séance *nudes* » dans les agendas de mes potes. À rétablir ?

LES SÉANCES *EGO BOOST* DE *NUDES*

Les moments où je ne me sens pas au top, les moments où je me regarde et où je me trouve moins scandaleuse que d'habitude, j'opte pour un *move* de *power ego boost*. Je range ma chambre (ça m'arrive) et j'allume mes lampes torches, je passe un coup d'éponge sur les miroirs de mon appartement et je lance ma playlist « Sexy mama » sur Spotify. La séance photo peut commencer : de face, de dos, nue, cambrée, au sol, bref tout. J'ai donc dans mon téléphone deux albums de *nudes* : les *nudes* pour moi, que je regarde de temps en temps en m'exclamant « Mais quelle bombe, ma parole! », et les *nudes* qui sont plus destinés à être envoyés : sans mon visage évidemment. Je te laisse essayer, on s'en reparle.

LA LIBERTÉ À L'HORIZONTALE

L'idéal est d'envoyer des *nudes* sans que l'on y voie ton visage ou des signes distinctifs (tatouages, piercings…). On pense connaître la personne à qui on les envoie à l'instant T, mais on ne sait ni ce que la vie nous réserve, ni si cette personne ne cherchera pas à les diffuser pour nous nuire (voir LE *REVENGE PORN*, p. 275).

le *revenge porn*

Le *revenge porn* (« vengeance pornographique » en français), c'est quand quelqu'un·e se venge d'une personne en rendant publics des contenus à caractère sexuel où figure cette dernière, dans le but évident de l'humilier en dévoilant son intimité. Il peut s'agir aussi bien de photos et de vidéos que de propos à caractère sexuel tenus dans un cadre privé.
Les contenus peuvent avoir été réalisés avec ou sans l'accord de l'intéressé·e, mais ils sont diffusés sans son consentement. Et c'est bien là le problème.
Parfois, le *revenge porn* va encore plus loin avec du chantage : « Si tu m'envoies 300 euros, j'arrête de diffuser tes photos. »

QUE DIT LA LOI ?

- **Le *revenge porn* est puni par la loi.**
- **C'est un délit, même si la personne victime du *revenge porn* avait donné initialement son consentement pour enregistrer le contenu à caractère sexuel en question.**
- **La personne qui diffuse le contenu à caractère sexuel risque deux ans d'emprisonnement et 60 000 euros d'amende, ainsi que toutes celles qui relaient ensuite le contenu.**

Le *revenge porn* est intrinsèquement lié à l'usage massif des réseaux sociaux et des smartphones.
Des applications comme Snapchat ou encore Instagram offrent la possibilité d'envoyer des photos à visionnage unique et peuvent être de bonnes plateformes de partage de *nudes* pour éviter que les contenus ne soient conservés par d'autres personnes. Mais attention, il est toujours possible de faire une capture d'écran… STP STP STP, sois très très prudent·e lorsque tu envoies des sextos (voir LES *NUDES*, p. 273). On a toujours l'impression que l'on connaît l'autre et que jamais au grand jamais iel pourrait s'en servir contre nous. MAIS WE NEVER KNOW.

LA LIBERTÉ À L'HORIZONTALE

une *dickpic*

Une *dickpic*, c'est une photo de pénis en érection envoyée à une autre personne.
Cette pratique sexuelle exhibitionniste relève de l'agression sexuelle lorsque ces photos sont envoyées sans consentement.

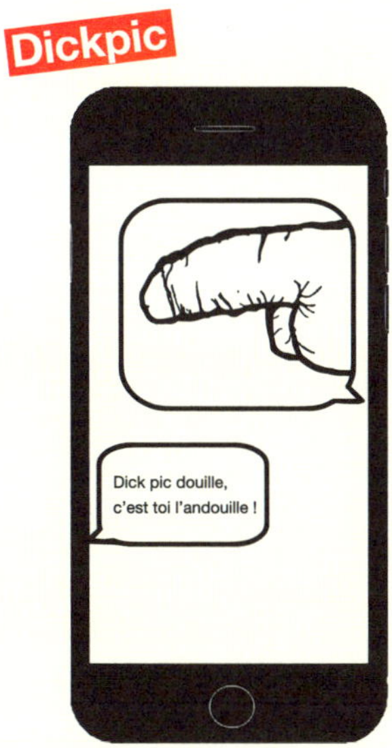

« J'SUIS VNR »

J'en reçois à peu près 10 par semaine de façon non sollicitée sur mon compte Instagram @jemenbatsleclito avec des messages type : « Je voulais avoir ton avis, toi qui connais bien le sujet… » LOL LOL LOL. Chères personnes possédant un pénis, permettez-moi de vous ôter d'un doute : ça ne nous excite absolument pas si ces photos n'ont pas été demandées. Aussi imposant que soit votre pénis, aussi droit et aussi venteux.

C'est un non. Notre réaction première est une réaction de dégoût. Sachez-le.

EUH… POURQUOI ?!

Voici un inventaire des motivations des agresseurs (plusieurs réponses sont exprimées par les personnes interrogées) :

- La croyance générale que cela peut séduire une femme.
- Un tiers l'a fait « dans l'espoir que la personne voudra avoir une relation sexuelle ».
- La moitié « dans l'espoir de recevoir le même type d'image en retour ».
- Un sur deux le fait dans le but d'« exciter la ou le destinataire » ou pour « manifester son attirance sexuelle pour quelqu'un ».
- Un sur cinq considère d'ailleurs que « c'est une façon normale de flirter » ou qu'« en en envoyant suffisamment, quelqu'un finira par répondre favorablement ».

Source : Damien Mascret « *Dickpics* : pourquoi tant d'hommes envoient-ils des photos de leur pénis ? », *Le Figaro*, août 2019.

sextoter

Sextoter, c'est un mot-valise formé sur *sexe* et *textoter*. C'est s'envoyer des textos, ou plutôt des *sextos*, dans le but de créer une tension sexuelle avec son interlocuteur ou son interlocutrice. On peut raconter à l'autre ce que l'on aurait envie de lui faire ou ce qu'on aimerait qu'iel nous fasse. Le sexto est libre, tout est possible : messages écrits ou imagés (gifs, photos, emojis), à toi de choisir. Ces messages peuvent être ponctuels et isolés ou encore très détaillés dans de gros pavés dignes du meilleur best-seller de romance de tous les temps lors d'échanges plus longs, et donner lieu à une séance de masturbation simultanée à distance. C'est une pratique très utilisée par les couples ou trouples (ou plus) qui entretiennent des relations à distance.

« SEXTE-MOI AVEC DES EMOJIS »

L'association d'aliments au sexe n'est pas une nouveauté (voir p. 150 et p. 170), et ce sont des codes que l'on retrouve de façon universelle dans les emojis.

🍭 = Toutes les pratiques de sexe oral.
🥒 = Pénis en érection.
🍑 = Une belle paire de grosses fesses.
🍒 = Une belle paire de fesses rebondies.
🥥 = L'anus.
🌭 = La pénétration.
🌽 = Un pénis décalotté.
🍩 = Le sexe anal.
🍈 = Un testicule.
🌷 = La vulve.
🍐 = La poire de lavement.
💧 = Les fluides.
👅 = Les *dirty faces* / le fait d'avaler.
🔝 = Pour indiquer que l'on souhaite pratiquer une position sexuelle où l'on est au-dessus.
🔞 = « Ça va être hot, mineur·e *dont come here*. »
🌙 = Montrer ses fesses.

Les sextos comme premier rapport sexuel

Je pense aux applications de *dating* et à tout l'univers de la séduction et du *dating* virtuel. Quand bien même les intentions sur ces applications sont clairement sexuelles, il n'est pas évident pour tout le monde, ni *safe*, de donner rendez-vous à 23 h 55 pour du sexe. On peut avoir besoin d'être plus en confiance. Le *sextoting* est une option. On peut ainsi se tester dans un premier temps et se chauffer pour voir si les délires sont compatibles. L'idée est de ne rien brusquer, même quand on en a graveeeeee envie, et de s'assurer que le rythme convient à toutes les personnes concernées.

LA LIBERTÉ À L'HORIZONTALE

Netflix and chill

C'est la version 2.0 du : « Tu viens à la maison cet aprèm, on regarde un film? »

PUAHAHAHAHAHAHAHAHAHAHAHAHA, je pense que si on n'est pas déjà en train de se rouler des pelles au générique de début, c'est un grand miracle.
Quand les marques et les services deviennent des façons de faire, de vivre et d'agir : pourquoi *Netflix and chill* – qui était à la base vraiment un *move* du dimanche entre potes où le but était vraiment de se détendre devant un film – est-il aujourd'hui le nom de code pour *on ken cet aprèm*?
Le *moooooood* : solos dans un canapé, petit plaid, lumières tamisées, jambes qui se touchent. Pour peu que ce soit ambigu au départ, je pense que ça part assez vite.
(« J'avoue », tu viens de te dire dans ta tête.)

Cette expression, qui n'assume pas le caractère sexuel de l'activité, n'est que la manifestation verbale de deux (ou plus) personnes qui elles-mêmes n'assument pas leur désir sexuel et qui cachent ça derrière une « séance de film ».
Pour les plus hésitant·es, il existe même des articles et des tips sur « *Netflix and chill* : comment le proposer, le gérer et le réussir? ». Bon, c'est légèrement problématique car ça ramène ENCORE UNE FOIS le sexe à un moment de performance ou encore à un deal qu'il faudrait conclure.

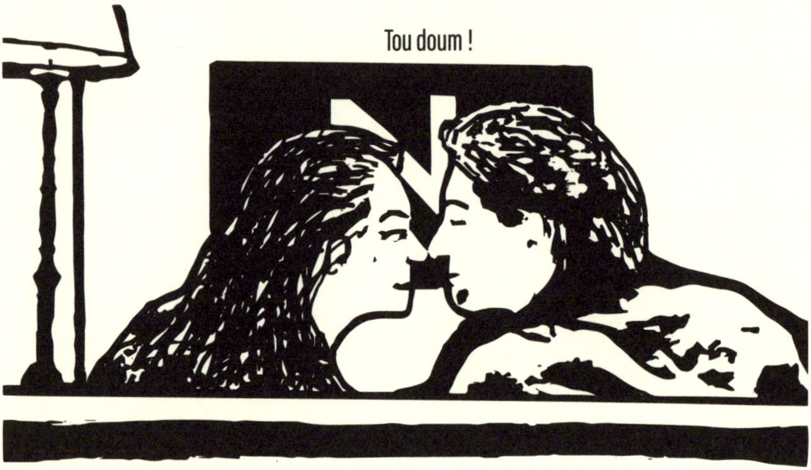

Netflix and chill

p.-s. : si ton *mood* est vraiment *Netflix and chill* et non pas de *Netflix and sex*, précise-le, on ne sait jamais, histoire que vous parliez de la même activité.

Pour info

Netflix®, c'est désormais :

- Le premier média français.
- 20 % du trafic Internet en France.
- Plus de 9 millions d'utilisateurs et utilisatrices en France.
- Plus de 25 % des foyers français abonnés.
- Ben and Jerry's® a même créé un parfum de glace Netflix and chill.

Le point de vue de Noémie

Netflix and chill, *aller aux fraises*, *faire du poney* : ces expressions ludiques et euphémisantes ont le point commun de désigner toutes littéralement une activité de loisir plutôt consensuelle, voire des loisirs qu'on pratique en famille — très loin de l'acte sexuel, donc !

En ce qui concerne *Netflix and chill*, elle est en fait doublement euphémisante : d'une part parce que l'activité dont il est question au sens littéral n'a aucunement un caractère sexuel (traîner devant la télé pouvant même être considéré comme assez tue-l'amour) ; mais aussi parce que, pour des francophones, l'utilisation de l'anglais peut également jouer un rôle de mise à distance du contenu sexuel dans la langue source (on peut retrouver cela dans l'utilisation massive du lexique anglais pour désigner certains actes ou pratiques).

L'expression implique également un procédé métonymique : elle nomme une partie ou le début d'une activité (regarder Netflix) pour en fait désigner une autre partie de l'activité ou sa suite (avoir des relations sexuelles). Cela fait penser à la vieille expression *un cinq à sept* qui nomme par l'heure du rendez-vous une relation extraconjugale. Ces procédés revêtent un caractère ludique et créatif : comme Swann et Odette qui évoquent l'idée de « faire catleya » lorsqu'ils veulent faire l'amour dans Proust, il s'agit de jouer du sens apparemment innocent, et pas forcément décryptable par toustes, de ces expressions.

L'INTER—SECTION—NALITÉ

L'intersectionnalité, c'est l'observation du monde et de la société, des systèmes de discrimination et de domination en prenant compte de plusieurs facteurs : sexe, genre, classe, origine, éthique, âge, orientation sexuelle… Je suis une femme cisgenre, noire, hétéro, de 1,85 m, sans cheveux, avec une cambrure qui permet presque d'y poser un verre d'eau sans le faire tomber et un boule bombé à souhait. Ma vision et mon discours sur les sexualités ne sont, et ne seront toujours, qu'intersectionnels. Ce chapitre fait écho à beaucoup de violences, ponctuelles ou récurrentes, à des propos sortis l'air de rien, comme ça, entre une levrette et une pelle ; parfois au lit dans la bouche de quelqu'un qui pensait faire plaisir, parfois depuis la vitre d'une voiture arrêtée au feu rouge.

les orientations sexuelles *vs* les orientations romantiques

L'*orientation sexuelle*, c'est l'attirance physique et sexuelle pour une personne, alors que l'*orientation romantique*, c'est un intérêt sentimental et amoureux.
Souvent, elles s'accordent, cela signifie que tu es *pariorenté·e*, mais il arrive que ça ne soit pas le cas.
Par exemple, tu peux être *bisexuel·le* (attiré·e sexuellement par les hommes et les femmes) et *homoromantique* (attiré·e sentimentalement par les personnes de ton genre) : cela veut dire que tu es *variorenté·e*. Il n'y a rien d'anormal à être l'un ou l'autre.

Le concept à retenir, c'est la *fluidité* : cela signifie que ton orientation sexuelle et/ou romantique peut évoluer dans le temps, ou pas, en fonction de tes expériences et de ton vécu.
Tu as le droit de mettre des étiquettes et des mots sur tes sentiments et désirs, comme de ne pas le faire.

Quelques exemples

Hétérosexuelle, *hétéroromantique* → Une personne attirée exclusivement par le genre dit *opposé* : un homme attiré par les femmes et inversement.
Homosexuelle, *homoromantique* → Une personne attirée exclusivement par le même genre qu'elle. Aujourd'hui, on dit plutôt *gay* ou *lesbienne*.
Gay → Généralement un homme attiré par les hommes, mais peut aussi s'appliquer aux femmes lesbiennes. Ce terme peut être utilisé pour parler d'orientation romantique.
Lesbienne → Une femme exclusivement attirée par les femmes. Ce terme peut être utilisé pour parler d'orientation romantique.
Bisexuelle, *biromantique* → Une personne attirée par plusieurs genres ou une personne attirée par le même genre qu'elle et d'autres genres.
Pansexuelle, *panromantique* → Une personne attirée par tous les genres ou une personne attirée indépendamment du genre.

C'est toi qui décides et **TON CHOIX** *sera* **LÉGITIME** *dans tous les cas.*

Le point de vue de Noémie

Depuis le tournant des années 2000, on voit apparaître une foule de nouveaux mots pour désigner les sexualités : *aromantique*, *pansexuel*, *asexuel*, etc. Cette volonté de création de termes pour parler de sa sexualité vient du constat des nouvelles générations que les catégories homosexuel·le et hétérosexuel·le sont trop réduites et binaires pour nommer la palette des désirs et des sexualités possibles. Par ailleurs, c'est la complexité et les différents aspects de la sexualité (pratiques sexuelles, attirances, fantasmes, intérêt amoureux…) qu'il s'agit d'exprimer par cette grande variété de mots.

Ce qui est intéressant avec les catégories de la sexualité, c'est qu'elles semblent apparaître comme exprimant quelque chose de l'ordre de la vérité des individus, quelque chose de profondément intime et personnel. Or, il faut aussi considérer ces catégories dans leur histoire : elles nous renseignent finalement plus sur la manière dont, selon les époques, la sexualité est définie et rendue signifiante par la société, que sur les individus dont la sexualité est par définition, comme le dit Camille, fluide.

Par exemple, on le sait peu, mais les catégories homosexuel·le et hétérosexuel·le sont très récentes : *homosexuel* apparaît vers le milieu du XIXe siècle, *hétérosexuel* quelques dizaines d'années plus tard. Ce sont des catégories forgées par la médecine, et qui impliquent un changement dans la manière dont on conçoit la sexualité. Alors qu'auparavant, la sexualité était plutôt conçue en termes de pratiques (mariage, sodomie, prostitution…), on se met, à partir du XIXe siècle, à considérer la sexualité comme faisant partie du psychisme et de l'identité (plus ou moins déviante) des individus. Cette origine et ces emplois médicaux ou psychiatriques des termes font que, par exemple, certains préfèrent se dire *gay* qu'*homosexuel* – pour éviter une catégorie qui a pu s'inscrire dans une pathologisation des rapports sexuels entre hommes.

Employer telle ou telle dénomination de la sexualité pour se catégoriser, c'est toujours se positionner (plus ou moins consciemment) dans une certaine conception sociale et idéologique de ce qu'est la sexualité : plus ou moins normative, plus ou moins pathologisante, plus ou moins politique, plus ou moins revendicative… Se dire *homosexuelle*, ce n'est pas la même chose que se dire *gouine* – la resignification de l'insulte dans ce dernier cas renvoie frontalement aux discriminations et aux luttes autour de la sexualité : se dire *gouine* s'inscrit alors dans une démarche de politisation des questions sexuelles.

le genre

Le *genre*, c'est identitaire, c'est ce que l'on ressent que l'on est. Si tu as été assigné·e femme et que tu te sens femme, tu es une femme cisgenre, mais si tu te sens homme, tu es un homme transgenre. Si tu as été assigné·e homme et que tu te sens homme, tu es un homme cisgenre, mais si tu te sens femme, tu es une femme transgenre.
C'est le genre qui prime sur le sexe, on ne le choisit pas, et on ne décide pas pour quelqu'un·e s'il est ou si elle est un homme, une femme, ou une personne non-binaire.

Quelques exemples

Féminin cisgenre → Une personne dont l'identité de genre correspond au sexe féminin qui lui a été assigné à la naissance en se basant sur ses caractéristiques biologiques.
Masculin cisgenre → Une personne dont l'identité de genre correspond au sexe masculin qui lui a été assigné à la naissance en se basant sur ses caractéristiques biologiques.
Agenre → Une personne qui ne se définit pas comme étant un genre en particulier ou qui se définit comme n'ayant aucun genre. Son identité de genre peut être en dehors des catégories binaires de genre.
Non-binaire → Une personne non-binaire ne se reconnaît ni dans le masculin ni dans le féminin.
Gender queer → Une personne qui se décrit comme n'étant ni masculine ni féminine, les deux, ou un mélange des deux.
Gender fluid → Une personne dont l'identité et l'expression de genre fluctuent en fonction du moment de la vie ou des circonstances.
Trans → Une personne dont le sexe qui lui a été assigné à la naissance ne correspond pas à son identité ou à son ressenti.

L'EXPRESSION DE GENRE

Je ne peux parler d'*identités de genre* sans parler d'*expression de genre*. C'est la façon dont une personne se présente au monde : les vêtements, la coupe de cheveux, les accessoires, le vernis, le maquillage, la volonté de garder ou non ses poils, de mettre des *push-ups* ou au contraire d'essayer de cacher au maximum sa poitrine… Le commun des mortels définit visuellement l'identité de genre d'une personne en s'appuyant uniquement sur ces indices-là.

Pourtant, une femme cis qui décide de garder ses poils, de ne pas se maquiller, qui a de la barbe qui pousse et qui a des ongles courts non vernis reste une femme. Une femme trans, qui n'a pas transitionné au niveau de son appareil génital, qui aime ses poils, sa barbe et son crâne rasé reste une femme et son pronom sera *elle*. C'est la raison pour laquelle un jour sur deux on me dit « Bonjour monsieur » lorsque je rentre dans un magasin sans maquillage, sans bijoux, sans talons, avec une casquette et un jogging.

« J'SUIS VNR » : MÉGENRER

On nous a vendu la politesse comme étant une des règles de bienséance qui nous permettait de bien vivre ensemble. Or, la première règle de respect envers un individu est de ne pas mégenrer cette personne. *Mégenrer*, c'est attribuer à une personne, volontairement ou non, un genre dans lequel elle ne se reconnaît pas. Commençons par demander à notre interlocuteur ou notre interlocutrice quel est ou quels sont les pronoms avec lesquels iel souhaite interagir avant de prendre des nouvelles du chat et de savoir si la voisine veut toujours un pot de tomates confites.

LA (SEX) LIFE DE CAMILLE

Je me souviens d'une matinée dans le métro ou un petit garçon de 3 ans s'était levé de sa poussette pour venir me voir et me demander : « T'es une fille ou un garçon? » Voici l'échange :

> Théo : « T'es une fille ou un garçon? »
> Camille : « À ton avis? »
> Théo : « Bah, je sais pas puisque je te demande! »
> Camille : « Eh bien, je suis une fille. »
> *Théo me regarde dans les yeux et me scanne de la tête aux pieds avec un air d'incompréhension total et des yeux qui veulent dire : « Pourquoi tu ne ressembles pas aux filles que j'ai autour de moi, toi? »*
> Théo : « Ah, bah ça ne se voit pas! »
> *Il tourne les talons, retourne dans sa poussette avant de se faire enguirlander par sa mère qui lui dit que ce n'étaient pas des questions à poser, et lui qui rétorque :*
> « Mais j'ai fait quoi de mal? »

Il avait bien évidemment raison, j'ai explosé de rire et sa mère est venue s'excuser, ne sachant pas où se mettre. Et nous avons longuement échangé sur le fait que j'étais très à l'aise avec moi-même et que ce n'était pas un *trigger* pour moi que l'on me pose ces questions-là. Elle se sentait gênée car ce moment venait de lui faire comprendre le manque cruel de représentation et de diversité des personnes de genre féminin autour de son fils.

LE GENRE, C'EST UN RESSENTI PERSONNEL. LES GENRES, C'EST UN ARC-EN-CIEL AVEC UN SPECTRE INFINI DE COULEURS ENTRE CHAQUE COULEUR. C'EST QUOI TES PRONOMS?

Le point de vue de Noémie

Les sciences humaines et sociales utilisent généralement le mot *genre* dans un sens qui ne se réfère pas forcément à l'identité des individus mais regarde plutôt du côté du système social qui produit ces identités. Autrement dit, s'il y a *des* genres, c'est parce qu'il y a *du* genre, c'est-à-dire une organisation de la société qui classe les individus de manière hiérarchisée selon leur sexe. C'est une dimension qu'il ne faut pas oublier : s'il y a des femmes, c'est parce qu'il y a des hommes – les termes et ce qu'ils désignent ne se comprennent qu'en relation l'un avec l'autre. Si le terme de *femme* ne signifie plus rien, alors automatiquement, celui d'*homme* non plus!

Les théoriciennes féministes ont proposé plusieurs modèles pour sortir des rapports de domination et de hiérarchisation du genre. Certaines appellent de leurs vœux l'abolition du genre, c'est-à-dire de parvenir à un monde social où les rapports sociaux seraient exempts des rapports de genre, et où le genre ne serait plus quelque chose qui signifierait socialement comme il le fait aujourd'hui. Dire qu'on est un homme ou une femme serait alors une chose qui ne serait pas considérée comme importante ou pertinente, alors qu'aujourd'hui c'est une des premières informations que l'on doit donner sur nous-mêmes, dans beaucoup de contextes, notamment quand on coche un formulaire.

D'autres considèrent que c'est dans la subversion du genre, et notamment en faisant proliférer et en détournant les significations qu'on attribue habituellement aux pratiques féminines et masculines, que l'on pourra trouver une manière de reconfigurer ces rapports de pouvoir genrés. C'est ce à quoi participe, d'une certaine manière, la création de nouvelles catégories de l'identité de genre (comme *agenre*) que l'on voit apparaître depuis quelques années.

aller se faire foutre / enculer

Le *foutre*, c'est ce liquide blanchâtre sécrété par les glandes génitales mâles et qui contient les spermatozoïdes. Autrement dit, c'est le *sperme*.
Aller se faire foutre et *aller se faire enculer* signifient « aller se faire voir », « aller voir ailleurs si j'y suis ».
Pourquoi ce besoin d'utiliser ces deux expressions pour exprimer que la présence d'une personne n'est pas la bienvenue?
Expressions homophobes, elles dénigrent une pratique stigmatisée et associée aux relations homosexuelles masculines en la plaçant comme insulte.

Le point de vue de Noémie

On entend parfois certain·es dire qu'utiliser *enculé* ou *va te faire enculer* n'est pas homophobe car ces insultes auraient perdu leur sens initial et leur emploi ne référerait en rien aux pratiques sexuelles de celleux à qui elles sont adressées.

C'est vrai que c'est le cas de *con*, par exemple : lorsqu'on traite quelqu'un de *con*, le sens de sexe féminin n'est généralement pas du tout convoqué. Mais aujourd'hui, d'une manière générale, on utilise rarement *con* pour désigner le sexe féminin ! Alors que dans le cas d'*enculé*, ou de *pédé*, il est difficile de ne pas voir la référence à la sexualité entre hommes, qui fait partie du sens premier et littéral du mot. Et c'est bien parce que les rapports sexuels entre hommes sont réprouvés et rejetés qu'*enculé* est une insulte.

Pour cette raison, même si on n'a pas forcément l'impression d'insulter quelqu'un en raison de ses pratiques sexuelles lorsqu'on utilise *enculé*, il faut garder en tête les sens que ce mot convoque et les discriminations sur lesquelles sa force insultante repose. Dire *enculé*, c'est forcément véhiculer par son énoncé des représentations homophobes.

Certaines personnes peuvent aussi rétorquer que les principaux concernés peuvent parfois utiliser *pédé* ou *enculé* pour s'autodésigner. Les emplois en première personne des insultes, comme lorsque certains gays se nomment entre eux *pédé*, sont très particuliers et relèvent de ce qu'on appelle la « resignification » de l'insulte : dans ces cas, il s'agit de reprendre à son compte la désignation insultante pour en détourner la force. Ces usages spécifiques sont à comprendre à partir de la position de concerné de celui qui utilise *pédé* ou *enculé* : ce n'est précisément pas la même chose de l'utiliser si l'on n'est pas soi-même gay et si on ne vit pas au quotidien la force insultante de ces mots !

Plus généralement, on remarque que les insultes les plus utilisées sont souvent très stigmatisantes pour les sexualités qui ne rentrent pas dans la norme : elles reposent sur des jugements concernant les femmes qui aiment beaucoup le sexe (*salope, cochonne*…) ; sur la sexualité vénale (*pute*) ; sur l'homosexualité (*gouine, pédé*…), etc.

le *slut shaming*

De l'anglais *shaming*, « stigmatisation, humiliation », et *slut*, « pute » ou « salope », le *slut shaming* est une façon de stigmatiser, culpabiliser ou disqualifier toute femme dont on qualifierait le comportement de *provocateur*, de *pute*, d'*allumeuse*, de *salope*, de *tchoin*, de *traînée* ou encore de *chienne*.

Le *slut shaming* utilise les travailleuses du sexe pour dénigrer et insulter les femmes qui ont une sexualité et/ou qui s'habilleraient « comme des putes ». Mais faut-il rappeler que les travailleuses du sexe sont des personnes et qu'on ne peut pas les réduire à leurs vêtements et à leur profession ? que les femmes s'habillent comme elles l'entendent et font ce qu'elles désirent de leur corps ?

C'est la manifestation très violente, et quotidienne, du fait que le patriarcat considère le corps des femmes comme sa propriété. Et que, par conséquent, seuls deux choix seraient possibles pour les femmes :

- soit, pour accéder à la tranquillité, se plier aux normes que la société a érigées ;
- soit refuser de s'y plier… et subir des insultes, des violences verbales et du dénigrement.

« J'SUIS VNR »

Chères personnes qui rédigez des règlements intérieurs,
Voici un aperçu de ce que l'on aimerait y voir inscrit :
« Aucune tenue quelle qu'elle soit ne justifie un viol ou des agressions sexuelles. Le *slut shaming* participe encore à stigmatiser les victimes et excuser les agresseurs en minimisant leurs actes, puisque "en même temps, elle l'avait cherché avec sa minijupe". »
Merci d'avance,
Camille, la femme au gros clito.

« Tu ne vas pas sortir comme ça ! »

Le *slut shaming* participe à la culture du viol et perpétue les diktats sur la façon dont les femmes devraient ou non s'habiller.

Il n'est pas uniquement verbal, ce sont aussi des regards, des commentaires sur les réseaux sociaux ou encore des « conseils » de proches ou des parents pour que l'on fasse attention : « Tu ne vas pas sortir habillée comme ça, ça fait un peu tu sais quoi », avant d'ajouter « Non mais je dis ça parce que j'ai pas envie qu'il t'arrive des trucs ».

Toutes ces habitudes entretiennent l'idée qu'il y aurait des tenues qui demandent qu'on nous saute dessus, et d'autres qui nous protègent.

C'EST FAUX, ON LE SAIT : la tenue que portait une victime ne change rien – un jogging ou une combinaison ne l'aurait pas plus protégée.

Des centaines de femmes avec qui j'ai pu échanger rapportent qu'elles se sont retrouvées, lors d'un dépôt de plainte pour viol, à expliquer pendant de longues minutes et à plusieurs reprises comment elles étaient habillées : quelle couleur, quelle forme, si elles portaient de la dentelle ou non… Sans qu'on leur demande jamais comment l'agresseur était habillé. Alors, à en suivre ce raisonnement, il existerait des tenues de « mecs qui violent » et des tenues de « mecs en qui on peut avoir confiance ».

L'*autoslut shaming*

Encore plus pernicieux que le *slut shaming*, laisse-moi te présenter l'*auto-slut shaming*. L'*autoslut shaming*, c'est le résultat de ces diktats et de cette responsabilisation permanente des victimes d'agressions sexuelles, c'est ce qui te pousse à contrecœur à calculer ta tenue en fonction de ton itinéraire; à préparer une tenue de rechange que tu enfiles dès le pas de la porte franchi; à demander à tes potes avant de sortir en boîte : « Ça va, ça fait pas trop pute ? », alors que tu adores cette tenue, et que ce sont juste une robe courte et des talons hauts; à faire demi-tour pour aller te changer, parce que ce jour-là tu ne te sens pas le courage d'affronter toute cette violence quotidienne.

MOI, J'AI ENVIE DE DIRE : « EN BOMBEEEE, BÉBÉ ! »

« je vais te niquer ta race »

Cette expression induit de la violence, que ce soit dans un cadre sexuel ou dans la vie quotidienne.

On la retrouve dans des sextos en pleine journée : « Ce soir je vais te marave. » Ou pendant le rapport en s'exclamant, dans un grognement après un cunni : « Je vais te niquer ta race. »

L'intention est claire. On annonce la couleur : le rapport ne va pas être tendre, loin de là.

On adhère ou pas, mais, de façon moins familière, cette expression se traduirait par un « je vais te botter le cul », qui, dans un contexte sexuel, ne saurait me déplaire.

LA (SEX) LIFE DE CAMILLE

Il m'est arrivé, après avoir surpris un homme se masturber sur une fille de 12 ans dans le métro, de le jeter du wagon littéralement à coups de pieds au cul et de hurler : « Je vais te niquer ta race ! »

Le point de vue de Noémie

L'expression est effectivement violente, voire insultante. En fait, elle rentre en concurrence avec *ta mère*, comme dans *Je vais te niquer ta mère* ! Dominique Caubet relève que les deux expressions s'utilisent dans des contextes quasi similaires, même si *ta / sa race* apparaît plus violent que *ta / sa mère*. On peut faire l'hypothèse que, dans un contexte sexuel, il serait malvenu d'invoquer une figure maternelle...

Le *ta race* fonctionne ici comme un adverbe, qui a pour valeur de rendre l'énoncé plus expressif et intense, sans que la référence directe à l'origine de l'interlocuteurice soit réellement en jeu. Néanmoins, ce sont le sens et les emplois très négatifs et racistes du mot *race* en français qui semblent précisément donner sa force insultante à l'expression.

« tu sens l'Africaine, j'adore »

Cette phrase, comme tant d'autres, illustre l'imaginaire occidental et néocolonial sur les personnes racisées. Perçus comme des objets spectaculaires de diversion, nos corps – notamment dans le cadre des rapports sexuels – ne sont donc plus des corps appartenant à une personne ni la matérialisation d'une rencontre ; ils sont vus comme des expériences. Au même titre qu'un voyage organisé en Afrique du Sud ou dans un parc d'attractions. Avoir des rapports sexuels avec des personnes non blanches permettrait ainsi de voyager et de s'offrir une expérience infinity platinium dans le programme « Couleur locale » du Club Med. #genanceassuree #attachezvous #vousaimezlesepices ?

EXOTISATION ET FÉTICHISATION

Cette exotisation et cette fétichisation des corps des personnes non blanches sont bien plus répandues et présentes que ce qu'on imagine. Ce sont, par exemple, des phrases et des commentaires comme :

- « C'est la première fois que je vais coucher avec une personne comme toi. »
- « Il paraît que, chez vous, c'est hyper-serré, j'espère ne pas venir trop vite. »
- « Ta peau chocolat me donne trop envie, j'ai l'impression de plonger dans une piscine de chocolat fondu. »
- « J'ai jamais couché avec une Japonaise, j'ai l'impression que je vais coucher avec une poupée. »
- « Les petites beurettes, c'est ma kam de ouf! »
- « Il est black, j'espère qu'il en a une grosse, sinon je vais être déçue. »
- « Ça va être fou, je le sens d'avance : nouvelle expérience. »

Ce sont également des émojis comme des noix de coco, accompagnées d'un palmier et d'une langue.

Cette exotisation et cette fétichisation, ce sont les attentes que certaines personnes ont sur un corps, sur l'effet qu'il va leur faire, en raison de sa couleur de peau. Iels s'attendent ainsi à ce que toutes les personnes noires aient de grandes jambes « telles des gazelles » et iels se projettent dans telle ou telle position.

L'industrie pornographique – encore elle… – alimente tous ces stéréotypes. Cela passe par :

- des chaînes *mainstream*, comme Blacked, qui montrent exclusivement des grands hommes noirs au pénis de 25 centimètres en train de coucher avec des femmes blanches, minces et frêles, qui n'attendent que ça ;
- des hashtags, comme #*ebony* ou #*bbc* (*big black cock*) ;
- des mises en scène malaisantes, dont voici quelques exemples : une femme d'origine asiatique déguisée en petite fille qui s'apprête à coucher avec un homme blanc de plus de 50 ans, une femme arabe voilée qui sort d'un bain d'huile et se fait prendre contre un mur, etc.

un afrouf

C'est le nom donné aux poils pubiens d'une certaine longueur des personnes aux cheveux afros.
Comme on dirait *c'est un carré* ou *c'est une perruque*, on dit *c'est un afrouf*.
C'est la contraction de *afro* et de *fouffe*. Au pluriel, ça donne des *afroufs*.

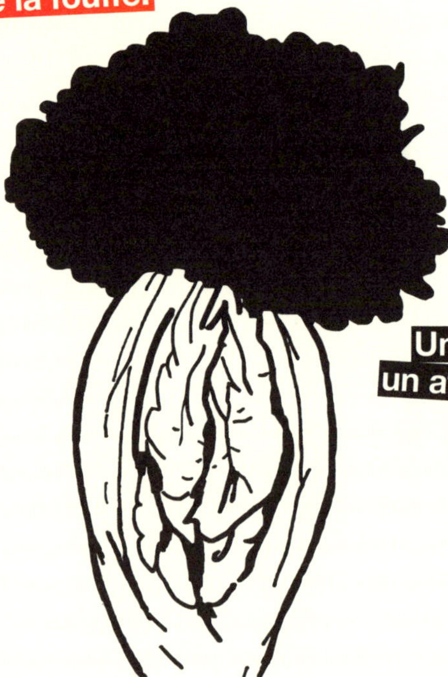
Un afrouf :
un afro de la fouffe.
Un afrzgeg :
un afro du zgeg.

LES PRATIQUES EMPOU—VOIRANTES

Et si on interrogeait ce qui se passe dans notre pieu ? Certaines personnes choisissent de ne pas politiser le couple, l'amour, le sexe. Moi, j'aime l'idée de politiser la pratique, les pratiques. Qu'est-ce qui fait que, dans ce monde et dans cette société où il y a des enjeux de pouvoir et de domination, je vais me sentir bien au lit ? Les pratiques que j'ai choisi d'évoquer ici déconstruisent l'idée du sexe comme un espace de domination misogyne. Elles inversent la dynamique. Tel un kama sutra abrégé post #metoo, ce chapitre valorise des pratiques libératrices, empouvoirantes.

les préliminaires

La définition de *préliminaires* dans les dictionnaires (voir ci-après) impliquerait donc une hiérarchie des pratiques dans le sexe et reviendrait à dire que ce qui compte c'est l'événement le plus important, à savoir ici la *pénétration*. Ce qui se passe avant, ce ne serait ainsi que ce qui « prépare » l'acte important du rapport.

En analysant ce terme, on peut reconstituer le prétendu découpage d'un rapport, tel qu'il « devrait » être :

- Acte I. Préliminaires (bisous, sexe oral, caresses…).
- Acte II. Acte majeur (pénétration et éjaculation).
- Acte III. Post-acte majeur (douche, débrief, hydratation, trou dans la capote?, pilule du lendemain, vocal sur le groupe de potes…).

Mais ce découpage revient à envisager la sexualité comme un business plan, une dissertation en trois parties, un rétroplanning, et non comme un espace-temps où l'on se sent libre.

On emploie malheureusement nous-mêmes ce terme (et on reproduit cette hiérarchie) lorsqu'on nous demande « Alors, vous avez ken? » et que l'on répond : « Non, juste les prélis ! » Alors que si, si (et encore si), vous avez ken.

Ce que disent les dictionnaires :

Préliminaires

NOM MASCULIN PLURIEL : CE QUI PRÉPARE UN ACTE, UN ÉVÉNEMENT PLUS IMPORTANT.

Le point de vue de Noémie

Soit l'énoncé, souvent entendu lorsqu'il s'agit de raconter des activités sexuelles : « On a fait des préliminaires. » C'est intéressant parce qu'il se suffit à lui-même, il décrit un certain nombre d'actes sexuels qui ont pu être pratiqués. Or, le mot *préliminaires* appelle habituellement un complément : *préliminaires* à quoi ? à quel acte ? On parle de *préliminaires à une négociation*, par exemple.

Dans le domaine de la sexualité, comme l'indique Camille juste après, le sens de *préliminaires* sous-entend *préliminaires à la pénétration péno-vaginale*. On voit donc un décalage entre le sens du mot (qui charrie un imaginaire un peu étroit de ce que sont les rapports sexuels) et ses usages où le mot se suffit en fait à lui-même et finit par désigner, de manière assez large, des pratiques qui ne sont pas pénétrantes.

C'est bien parce que la réalité du sexe ce n'est pas que la pénétration, que lorsque les gens disent qu'iels *ont fait des préliminaires*, iels évoquent le fait qu'ils ont eu un rapport sexuel – qui n'était pas forcément un préliminaire à quoi que ce soit d'autre !

« J'SUIS VNR »

Les *préliminaires* font partie de l'acte sexuel, sans hiérarchie aucune. S'embrasser peut être du sexe, comme se toucher, faire du *humping*, pénétrer et être pénétré·e. La pénétration est une pratique sexuelle comme une autre. Elle peut se pratiquer (ou non) et n'est pas tenue d'avoir lieu à la fin du rapport. On peut aussi décider d'en faire une infime partie du rapport pour laisser de la place à d'autres pratiques, tout aussi excitantes, comme les caresses, les baisers, la masturbation, la fellation et le cunni.

LA

PéNéTRATION

N'EST PAS

UN shift

PASSAGE

OBLI-

GATOIRE;

un cunni-lingus

Cunnilingus vient du latin *cunnus*, « con », et *lingere*, « lécher ». C'est une pratique de sexe oral sur les vulves qui consiste à lécher, sucer, aspirer (DOUCEMENT) toutes les parties de la vulve. Les lèvres, le gland du clitoris, l'entrée du vagin en passant par les commissures, tout y passe, avec des pressions différentes, des actions exercées avec différentes parties de la langue, plus ou moins de lubrification et un jeu de tension qui s'installe. Et enfin le regard. Là-dessus, il y a deux écoles : celle des personnes qui détestent le *eye contact* et celle des personnes qui adorent (oui, j'entends que parfois ce puisse être légèrement intrusif).

Avec un *cunni*, l'idée c'est de se lâcher et d'essayer de ne pas se faire un *roller coaster* de commentaires dans sa tête :

- « Ça a quel goût? »
- « J'espère que ça sent pas trop fort! »
- « J'ai tellement de pertes en ce moment, l'angoisse! »
- « Iel doit avoir une vue sur mon double menton, vraiment pas ouf! »
- « Je pense que si je ne finis pas d'ici 10 minutes, iel va se retrouver avec une crampe de l'espace au niveau de la mâchoire. »
- « Dans quelle mesure c'est abusé si j'appuie avec ma main sur sa tête? »
- « Si iel descend un peu plus vers mon cul ça me va tout aussi bien. »
- « Whaaaa trop haut trop haut la langue. »

CUNNILINGUS!

Le terme me fait penser à un sort de magie tout droit sorti de la saga *Harry Potter*, dans l'esprit de :

- *Riddikulus* : transforme un épouvantard en figure comique.
- *Portus* : sort qui permet de transformer un objet en Portoloin.
- *Levicorpus* : suspend quelqu'un en l'air par la cheville.

LA LIBERTÉ À L'HORIZONTALE

Lors d'un cunni, la personne qui le reçoit s'exprime de deux façons : verbalement et par les réactions millimétrées de son corps (le bassin qui spasme, les hanches qui se lèvent, les cuisses qui se ferment, la respiration saccadée, les épaules qui roulent, les pieds qui se cambrent en synchronisation avec le dos).

HONNÊTEMENT, AVEC UNE PERSONNE À MON *écoute* ET *ouverte* À LA COMMUNICATION : C'EST TOUT SIMPLEMENT *délicieux*, PAS BESOIN DE PLUS.

Le point de vue de Noémie

Lorsqu'on en vient aux pratiques sexuelles, on ne peut qu'être frappé·e par le côté savant des dénominations utilisées, même dans le langage courant : *sodomie* qui vient de la ville de Sodome évoquée dans la Bible, *fellation* qui cache mal ses racines latines (*fellatio* : « sucer, têter »), etc. Mais la palme revient à *cunnilingus* ! Il n'a même pas pris la peine de perdre sa désinence latine en *-us* – et c'est normal, car loin d'être en usage depuis fort longtemps, il semble avoir été récupéré du latin pour être introduit directement en français au milieu du XXe siècle. Certains puristes voudraient même qu'on utilise *cunnilinctus*, mieux formé à leurs yeux par rapport au participe passé latin de *lingere* (« lécher, sucer »). Au pluriel, devrions-nous alors suivre les déclinaisons du latin et dire « Iel m'a fait plusieurs super *cunnilincti* hier soir » ? J'en doute.

Le mot est long, ampoulé, ou évoque une formule magique, comme le dit Camille ; en tout cas sa consonance savante rentre un peu en décalage avec une utilisation quotidienne (voire une utilisation en contexte !) – on le raccourcit d'ailleurs souvent en *cunni*. Peut-on expliquer qu'un mot si savant parvienne à circuler dans les usages par le fait que la pratique n'était pas si courante jusqu'à récemment (voir sur ce point les enquêtes de Nathalie Bajos et Michel Bozon), et donc pas beaucoup nommée ? Peut-être. Il a d'ailleurs peu de synonymes, et ce sont surtout quelques périphrases plus ou moins élégantes (*brouter le gazon*, *lécher la chatte*…) qui lui font concurrence.

le *face-sitting*

De l'anglais *face* qui signifie « visage » et *sitting* qui signifie « assis·e ou assiégé·e », le *face-sitting* est une pratique sexuelle qui consiste, pour les personnes possédant une vulve, à s'asseoir sur le visage de leur partenaire.
Cette position permet de contrôler la façon dont on reçoit un cunnilingus : on contrôle la pression exercée et, surtout, on orchestre le tout. On n'est plus la personne qui reçoit uniquement le cunni, on maîtrise aussi la façon dont il est fait.

Avec le *face-sitting*, tous les mouvements sont contrôlés par la personne assise, ainsi que la pression qu'elle exerce et le déhanché des hanches pour que la langue puisse atteindre les moindres recoins et obtenir les sensations souhaitées. Il y a quelque chose de très imposant et dominant dans le fait d'asseoir ses fesses sur le visage de quelqu'un·e. Cela permet aussi d'avoir un *eye contact* direct avec la ou le partenaire, et d'avoir les mains libres pour la ou le toucher, ou stimuler ses propres autres zones érogènes.

LA LIBERTÉ À L'HORIZONTALE

Le point de vue de Noémie

L'usage de *face-sitting* est relativement récent en français, même si la pratique semble fort ancienne. Celui-ci fait partie des nombreux mots très techniques décrivant des pratiques sexuelles qui sont utilisés comme *tags* sur les sites pornographiques et qui trouvent ainsi une large diffusion (sans qu'il soit nécessaire de les traduire), alors qu'ils nomment des pratiques de niche.

Si c'est l'emprunt à l'anglais *face-sitting* qui semble s'imposer en français, il existe un autre terme en langue anglaise, *queening*, plus ancien et bien documenté dans les dictionnaires de la sexualité. Ainsi, dans le *Dictionnaire des fantasmes et perversions*, de Brenda Love, paru pour la première fois en 1992, on trouve uniquement l'entrée *queening* (et pas *face-sitting*) définie comme « l'utilisation par une femme dominante de la tête d'un soumis comme trône ». Telle que présentée dans cet ouvrage, la pratique, qui relève plus d'un jeu autour de l'étouffement que du cunnilingus, est une pratique BDSM : c'est la reine qui s'assoit sur son soumis ! Dans la version française du dictionnaire, qui date de 1997, l'expression a d'ailleurs été traduite par *siège humain*.

À VOS SIÈGES. NOW.
À VOS SIÈGES. NOW.
À VOS SIÈGES. NOW.
À VOS SIÈGES. NOW.
À VOS SIÈGES. NOW.

le *edging*

Le *edging* se traduirait par « sur le bord de ». C'est une technique sexuelle qui consiste à s'approcher autant que possible de l'orgasme ou de l'éjaculation, puis à atténuer l'intensité du rapport pour maintenir cet état de plaisir intense un certain temps… avant de recommencer de plus belle pour (se) procurer un orgasme plus fort.
Le *edging* requiert une connaissance de son corps et de son fonctionnement sexuel qui permet de jouer et de retarder la conclusion à sa guise.

Le coup de cœur de Camille

Le *edging* remet en question ce qu'on a jusqu'à présent valorisé dans les rapports sexuels : ce grand final orgasmique. Avec le *edging*, la pression redescend, car l'orgasme est une conclusion presque anecdotique et n'est plus la condition obligatoire d'un rapport jugé réussi. On s'en fiche. Ce qui compte, c'est le jeu, le chemin qui va nous y conduire, la qualité de l'expérience et des sensations… et le temps qu'on a à accorder à ce moment.
(Remarque en passant : dans une société capitaliste de consommation où le temps, la rentabilité sont des indicateurs déterminants, c'est révolutionnaire de s'accorder 5 heures pour un orgasme !)

Dans le cadre de rapports avec une personne possédant un pénis, cette tactique peut permettre de faire durer l'érection plus longtemps. Pour la masturbation, pratiquer le *edging* peut faire durer pendant des heures les kifs solitaires et atteindre un orgasme dément. Dès que l'on sent l'orgasme ou l'éjaculation arriver, on arrête tout, les mains en l'air comme dans *Top Chef*, on laisse redescendre le soufflé et on reprend.

LA LIBERTÉ À L'HORIZONTALE

le *peegasm*

L'anglais *pee* signifie « uriner » en français, et *gasm* vient de *orgasm*, qui signifie « orgasme » en français.
La technique du *peegasm* consiste à se retenir d'aller aux toilettes le plus longtemps possible car cela procurerait une forte excitation, voire un orgasme, pendant que l'on se vide la vessie ou que l'on se retient.
Tu vois la situation où, assis·e dans le bus ou sur ta chaise de bureau, les jambes croisées, cette envie pressante commence à devenir agréable et à lancer dans les cuisses et le bas du dos des décharges très sympas : comme si l'orgasme venait de loin, de très loin, par vagues.

« CECI EST UNE INTERVENTION »

Attention, cette technique n'est pas sans danger. Il ne faut pas la provoquer ni s'habituer à cette sensation, car la stagnation de l'urine et donc l'accumulation de bactéries peuvent provoquer des infections urinaires, susceptibles de se diffuser et d'attaquer les reins.

COMMENT ÇA SE FAIT ?

1. La proximité du clitoris, du vagin et du canal excréteur de la vessie de l'urètre.
2. La stimulation du clitoris et de ses branches lorsque le col de la vessie s'ouvre pour laisser passer cette grande quantité d'urine.

Sans les mains !

Le *peegasm* permet de prendre conscience de la puissance de la vessie et de sa position dans le corps. Elle permet également de ressentir du plaisir sans le besoin des mains, ni d'un sexto, ni en utilisant du *humping*, juste avec notre anatomie.

À ne pas confondre…

… avec la *golden shower*, qui consiste à uriner volontairement et de façon consentie sur un·e partenaire. Cette technique permet d'introduire l'urine comme un fluide excitant, non répulsif, non effrayant dans le cadre de la sexualité. Et de clore le débat sur la crainte suivante : « Mais quand on squirte, c'est du pipi ou pas ? »

se faire bouffer le cul

Se faire bouffer le cul est l'expression familière, et très imagée, de la pratique de l'*anulingus*. *Anulingus* vient du latin *anus*, « anus », et *lingere*, « lécher ». C'est une pratique de sexe oral non genrée (il suffit de posséder un anus) qui consiste à lécher l'anus d'un ou d'une partenaire.
Il ne s'agit pas de léchouilles, ni de coups de langue discrets. Quand on *bouffe le cul*, on ne se concentre pas uniquement sur l'anus, mais on mordille ou mord aussi ce qui est présent autour comme les fesses, le bas des fesses, les hanches, les poignées d'amour (clairement faites pour croquer dedans).

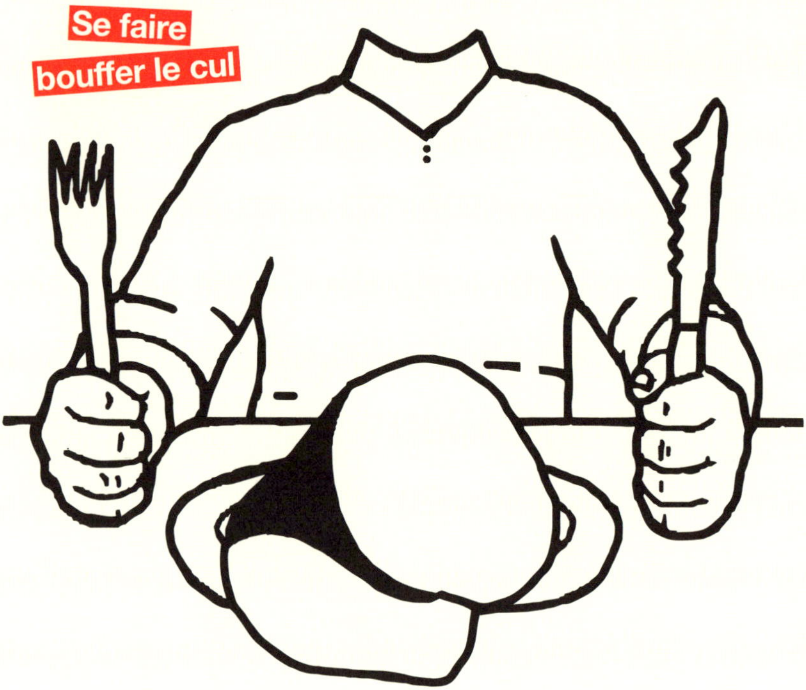
Se faire
bouffer le cul

Le coup de cœur de Camille

Ce que j'aime dans l'expression *se faire bouffer le cul*, c'est le double engouement qu'elle illustre. Quand on bouffe, on mange sans s'excuser, avec envie, hâte, on y met tout son cœur, et ce n'est qu'en présence de personnes de confiance que l'on peut *bouffer*. C'est entre ami·es et proches que l'on peut proposer des *bouffes*, ou des *grosses bouffes* pour celles qui ont le plus de chance. Cette expression indique que les deux personnes dans l'action en profitent pleinement.

« CECI EST UNE INTERVENTION »

L'anus est une zone très érogène et peu sont celleux qui assument vraiment y prendre du plaisir. L'anulingus, c'est le premier pas avant toute autre forme de sexe anal : il permet de se rendre compte que c'est une zone qui fait du bien. J'aime quand un homme est capable de me le demander clairement, de me faire part de cette envie-là sans avoir l'impression de me demander la lune (c'est le cas de le dire).
La peur d'aimer ça que j'ai pu rencontrer chez beaucoup d'hommes me fascinera toujours. Mais n'est-ce finalement pas le but ? D'aimer ça ?
Ces discussions douloureuses dans le constat ont souvent fini par un :
« Oui mais si j'aime un doigt, peut-être que j'aimerais aussi un pénis et cela veut-il dire que je suis bi ? »
Whaaaaaaaaaa.
« Non, cela veut dire que tu aimes le sexe anal. C'est tout. »
Ne voyons pas cette pratique et les autres pratiques anales via un prisme sociétal, mais via le prisme de l'expérience et de la sensorialité : « Est-ce que ça fait du bien ? », « Ouais », bah trop bien dans ce cas-là.
Anal ≠ non masculin
Anal ≠ pas viril
Anal ≠ petite chose
Anal ≠ homosexuel
Anal = j'aime l'anal
Tous ces jugements de valeur n'ont pas à être portés sur cette pratique.

prendre le conduit boueux

Je sais, la grande classe. Mais imagé au possible. Je n'ai presque pas besoin de te sortir le fameux « c'est une expression qui signifie… », *cause you know, I know, we all know.*
Prendre le conduit boueux, c'est s'adonner à une pratique anale.

p.-s. : utilisez du lubrifiant et allez-y petit à petit. Ensuite une douche et basta !

en catchana

Cette expression s'est démocratisée avec le tube *Djadja* de Aya Nakamura en 2018 : il s'agit d'une position sexuelle qui fait référence à la levrette, aussi connue sous les noms *leuleu* ou *doggystyle.*

En catchana baby, tu dead *ça* signifie *en leuleu bae tu gères ça, en levrette bébé, tu maîtrises ça.*

Entre ami·es, lorsqu'on débriefe dans les moindres détails nos ébats sexuels, ça nous arrive donc de lâcher des *en catchana il a* dead *ça ou il a* dead *que dalle*?

« EN CATCHANA BABY, TU DEAD ÇA. »

MERCI DE
SCANNER SI
TU N'AS PAS
CHANTÉ EN
LISANT.

le *dirty talk*

Avant, pendant, après le sexe : le *dirty talk* est une communication écrite ou orale axée sur des propos sexuels, sur le partage d'envies, de fantasmes ou sur l'explication de ce qu'il va arriver ou ce qu'il est en train de se passer pendant un acte sexuel.
Ces paroles peuvent être chuchotées dans le creux de l'oreille, écrites dans des sextos. Le *dirty talk*, ça peut aussi être une façon sexy de demander le consentement ou de vérifier que tout se passe bien.

Exemples

« T'aimes quand je te pénètre comme ça jusqu'au bout ? »
« Je meurs d'envie de descendre et te doigter, je peux ? »
« Je suis à deux doigts de jouir » – avec le souffle coupé et la voix qui craque s'il te plaît. Merci d'avance.

le V de la victoire

Le *V de la victoire* est une position sexuelle pendant laquelle une personne est allongée sur le dos, les jambes écartées et posées sur les épaules de son ou sa partenaire pendant que celle ou celui-ci la pénètre. Les jambes forment un V, d'où le nom de cette position.

Un peu d'histoire !

Plongeons-nous dans un premier temps en pleine Résistance : le 14 janvier 1941, Victor de Laveleye, alors speaker de la section belge de la BBC, incite ses compatriotes à tracer des V partout en Belgique (sur les murs, les voitures, le sol, etc.). Pourquoi des V ? Parce que c'est à la fois la première lettre du mot français *victoire* et du mot flamand *Vrijheid* (« liberté »).

Cette campagne connaît un immense retentissement. On voit les V se multiplier en Belgique, en Hollande et dans le nord de la France. La campagne est ensuite reprise par les antennes françaises de la BBC et les V se répandent encore plus, partout en France puis dans le reste de l'Europe.

le *dry humping*

Le *dry humping*, « chevauchage sec » en français, c'est l'acte de se frotter contre les parties génitales ou une partie du corps (cuisse, ventre, pubis) d'une autre personne, mais en gardant ses sous-vêtements ou ses vêtements. C'est une technique de stimulation sexuelle qui peut être pratiquée en teasing, pour faire monter la pression ou encore lorsque les deux partenaires n'ont pas de protections contraceptives à disposition.

(Voir LE HUMPING, p. 80.)

Le coup de cœur de Camille

J'ai choisi de parler de pratique car elle renouvelle la notion d'intimité : le plaisir ne rime plus avec nudité, sexes qui se frottent, glissent et pénètrent uniquement, et dépasse la question des vêtements (retirés). C'est puissant, c'est beau.

le *kink*

La traduction française de ce mot anglais serait « bizarrerie », « excentricité » ou encore « perversion ».
Un *kink*, c'est une particularité qui nous excite, nous plaît et qui ne change pas d'un·e partenaire à l'autre. Car les *kinks* sont récurrents mais non spécifiques à une personne qui te plaît. Je m'explique : si tes *kinks* sont, par exemple, les pouces, le sexe en extérieur ou encore l'utilisation d'aiguilles ou de pinces sur le corps, ils ne sont pas nominatifs et sont susceptibles de rester dans toutes tes relations avec différentes personnes.
Il n'y a pas forcément d'explication ni de connotation sexuelle directe. Par exemple, on peut avoir pour *kinks* certaines formes de pieds, certaines coupes de cheveux, certaines odeurs, certains bruits ou pratiques sexuelles.

Le point de vue de Noémie

Au départ, *kink* était plutôt un mot utilisé dans la sexualité BDSM ou fétiche, sexualités particulièrement stigmatisées et considérées comme perverses. L'utiliser pour désigner des préférences sexuelles de tout ordre, plus ou moins étranges, me semble participer joyeusement d'une dénormativisation des pratiques et des désirs, dans leur diversité.

le sexe vanille

Vanille est le terme utilisé dans certaines communautés BDSM pour définir (ironiquement et avec jugement) les personnes ayant une sexualité plus « classique ». Une sexualité qui rime avec bisous + missionnaire et dodo.
Je caricature, mais avec ce terme l'idée est de différencier une sexualité plus osée d'une sexualité bien vue, qui correspondrait aux normes et serait presque « conforme ».
Une *sexualité vanille*, c'est une sexualité pratiquée par des personnes qui aiment les valeurs sûres, sans risque.
Chez la ou le glacier·e, il y a les personnes qui choisissent deux boules vanille et les personnes qui vont se jeter la tête la première sur une boule sésame-truffe et une autre huître-soja.

un *quickie*

De l'anglais *quick*, qui signifie « rapide », un *quickie* est un acte sexuel de moins de 5 minutes. Il rime avec spontanéité et peut difficilement se prévoir.
Les *quickies* sont très excitants, d'autant plus quand ils sont le fruit de regards qui en disent long et d'un « allons, on fait ça vite ».
Il y a les *quickies* dans les lieux publics, dans les toilettes de l'avion ou dans le train. C'est attrayant car ils sont nourris par la peur de se faire surprendre : full adrénaline. Les *quickies* marchent aussi à la maison : 5 minutes avant d'aller au boulot ou que les invité·es déboulent pour l'apéro.

Le coup de cœur de Camille Le coup de cœur de Camille Le coup de cœur de Camille Le coup de cœur de Camille

Le terme *quickie* est très mignon. Cette pratique est le paroxysme de ce que je trouve magnifique : « J'ai trop envie de toi, n'importe où, même pour cinq minutes ça m'ira. » Loin des préparations, des plans calculés à la minute près, des « Je ne me suis pas épilé·e » ou « Non non faut que je me douche avant », des « plus c'est long, plus c'est bon », le *quickie* incarne parfaitement l'idée que, quand on a envie l'un·e de l'autre, ça peut aussi être cinq minutes dans une cage d'escalier, suivies d'un fou rire monumental et d'un gros câlin.

le *morning sex*

Le *morning sex*, c'est le rapport qui suit presque immédiatement le réveil.
C'est une des meilleures façons de commencer la journée à mon sens, surtout pour les personnes qui se réveillent avec une forte libido et énergie sexuelle à 7 h 15 tous les matins.
Le *morning sex*, c'est ce qui fait que la réunion passe bien, les têtes des personnes que l'on n'avait pas spécialement envie de voir aussi, même chose pour les *bad news*, la rame de métro blindée et les embouteillages.

La tête dans le cul

Le *morning sex*, déglamourise et désaseptise le rapport sexuel. Il fait ressortir l'osmose et la chaleur ressenties à peine réveillé·e quand les corps se touchent, se frôlent, et ça peut partir assez vite : c'est ce que l'on appelle bien commencer sa journée. L'haleine, la transpiration de la nuit, la chambre pas encore aérée, les cheveux en pagaille et zéro maquillage : ça donne quand même envie de faire du sexe. Plutôt bonne nouvelle ! Cette pratique, c'est aussi la manifestation concrète d'une donnée scientifique : les pics des hormones « féminines » (œstrogènes) et « masculines » (testostérone) surviennent entre 6 et 9 heures.

la circlusion

Ce terme est la contraction de *cir* (qui signifie « autour »), de *clusion* (qui vient du latin *circum*, qui signifie aussi « autour ») et de *clure* (dérivé de *clore* pour « fermer », qu'on retrouve dans *inclure* par exemple).
La *circlusion*, c'est l'action durant laquelle une cavité (vagin, bouche ou anus) entoure une éminence (verge, doigts, godemichet…).
Si la *pénétration* signifie « introduire à l'intérieur de », « insérer », la *circlusion* signifie « enrober », « entourer » ou encore « enfermer autour de ».
Lors d'un rapport sexuel où l'on peut avoir l'impression de tout le temps être dans la passivité, ce terme et cette intention permettent d'introduire une nouvelle dynamique. Ici, tout le monde agit : il n'y a plus uniquement une personne qui pénètre et une personne qui est pénétrée, il y a une personne qui pénètre et une personne qui circlut.

« Bébé, circlus-moi »

is the new…

« Bébé, défonce-moi stp ! »

…

Le point de vue de Noémie

Bini Adamczak, féministe allemande, parle de *circlusion* comme d'un mot « qui va révolutionner notre manière de parler de sexe ». Dans un article traduit de l'allemand dans la revue *GLAD!*, qu'on peut lire à l'adresse ci-dessous*, elle développe non sans ironie : « Les pratiques langagières féministes sont souvent perçues comme compliquées. Or le mot *circlusion* est facile à apprendre et facile à appliquer. *Je circlus, tu circlus, iel est circlus·e*. Et surtout, il est beaucoup plus pratique que *pénétration*. Le mot *pénétration* comporte quatre syllabes, *circlusion* en a seulement trois. Ainsi son introduction est tout à fait dans l'intérêt de l'économie. Nous gagnons du temps précieux que nous pouvons ensuite investir dans la baise. »
Vaste programme !

* https://journals.openedition.org/glad/1401

le plan cul

Un *plan cul* qualifie autant la situation que la personne :

- Quand c'est la personne dont on parle : « Je te file l'insta de mon plan cul. Je te préviens, il est pas photogénique : c'est @timhuss92! »
- Quand c'est la situation dont on parle : « On a vachement discuté et savoir que de son côté il voulait sortir de notre *mood* plan cul : ça m'a fait plaisir et flipper en même temps. »

Il s'agit d'une rencontre sexuelle relativement régulière, sans volonté de s'engager dans une relation. Cependant, un plan cul n'est pas forcément dénié de tendresse, de complicité et de moments doux.
Chaque personne doit trouver ce dont elle a envie et exprimer ses modalités : « Est-ce qu'on arrive et on se fout à poil direct? Est-ce qu'on échange en dehors du "t'es où, dispo?"? Est-ce qu'on dort ensemble? Est-ce qu'on est exclusif? »

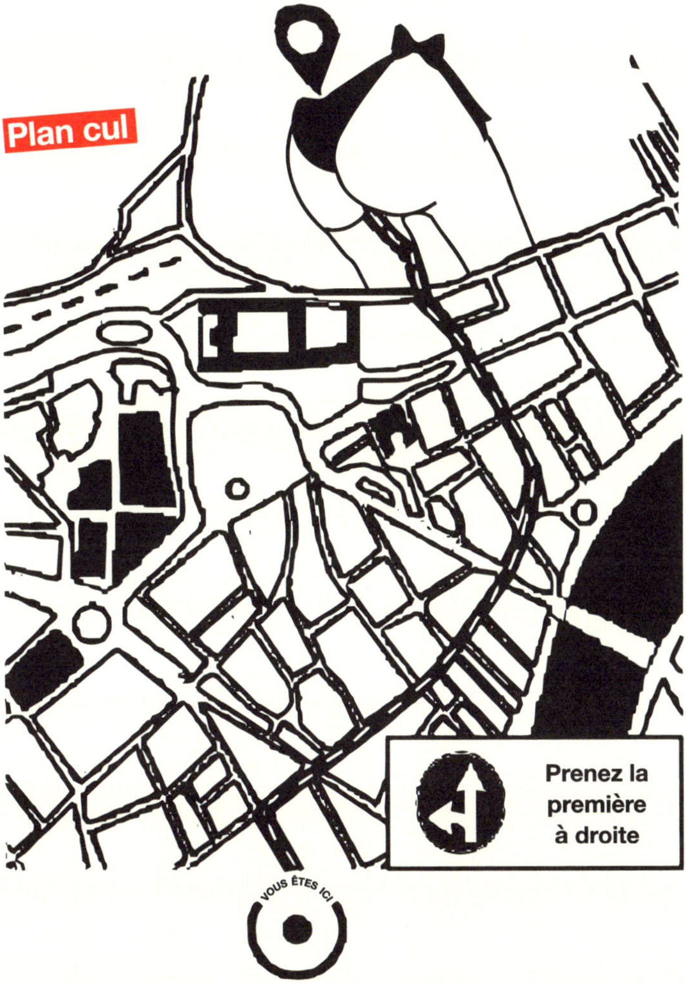
Plan cul
Prenez la
première
à droite
VOUS ÊTES ICI

LA LIBERTÉ À L'HORIZONTALE

Il ne faut jamais commencer la discussion par un « On est quoi du coup ? », mais plutôt exprimer à l'autre comment tu te sens et ce dont tu as envie du point de vue sexuel et du point de vue des attentes émotionnelles et de la façon dont cette relation pourrait évoluer.

l'IVG *vs* l'avortement

Avorter vient du latin *abortare*, dérivé de *aborior* (« disparaître, mourir avant de venir au monde »).

Quelle étymologie atroce et culpabilisante. J'ai l'impression qu'elle est directement associée à une pancarte sur laquelle serait inscrit au feutre noir : **« Choisirez-vous de faire mourir cet enfant avant qu'il ait eu la chance de venir au monde ? »**

Dans les autres sens d'*avortement*, on trouve ceux d'« échec » et d'« insuccès », qui sont des claques directes qui critiquent et rabaissent.

Je préfère le sigle scientifique *IVG*, *interruption volontaire de grossesse*, qui rend plus justement compte de ce dont il s'agit : le choix d'interrompre une grossesse, parce qu'on ne voulait pas continuer, que c'est notre corps et qu'on a choisi !

La différence entre l'IVG et la fausse couche repose sur *volontaire*. D'où vient l'interruption de la grossesse ? Est-ce un choix de la personne enceinte ou est-ce une interruption qui se fait malgré elle ?

« J'SUIS VNR »

Je me souviendrai toujours de ce témoignage d'une abonnée : lors d'un rendez-vous pour avorter, la gynéco l'avait forcée à regarder l'écran lors de l'échographie en lui répétant « Vous êtes sûre ? Vous allez vraiment faire ça ? Vous allez vraiment tuer cet enfant? Mais si vous êtes contre l'avortement, n'avortez pas ! ».

Avant d'ajouter cette phrase violente : « À partir du moment où il y a des rapports, il faut prendre ses précautions et être prêt·es à garder l'enfant si jamais il y a un incident ! »

Alors, NON. Même sans contraceptif, on doit pouvoir décider de ce que l'on fait de notre corps, quand et comment.

L'AVORTEMENT N'EST PAS CRUEL. CE QUI EST CRUEL, C'EST DE DÉCIDER À LA PLACE DE LA PERSONNE CONCERNÉE, C'EST DE NE PAS LUI LAISSER LE CHOIX. LES ACCIDENTS PEUVENT ARRIVER : JE SUIS TOMBÉE ENCEINTE, SOUS PILULE CONTRACEPTIVE ET EN DEHORS DE MA PÉRIODE D'OVULATION. DONC KAREN, TU DIS QUOI ?

Le point de vue de Noémie

Le terme d'*IVG, interruption volontaire de grossesse*, est au départ un terme juridique : il apparaît avec la loi Veil de 1975 qui dépénalise l'avortement. Dans les années qui précèdent, les militantes féministes utilisent plutôt *avortement*, comme les 343 Françaises « qui ont le courage de signer le manifeste *Je me suis fait avorter* » dans *Le Nouvel Observateur* en 1971, ou encore les membres du MLAC, le Mouvement pour la liberté de l'avortement et de la contraception.

Dans cette perspective, il me semble que l'adjectif *volontaire* dans *IVG* est assez ambigu : bien sûr, il met l'accent sur le choix et l'autonomie des femmes dans la décision de poursuivre ou non une grossesse. Mais il ne peut pas être séparé du cadre juridique dans lequel il naît, assez hostile à la légalisation de l'avortement : en insistant sur l'action voulue et choisie des femmes, le mot *volontaire* leur fait porter individuellement la responsabilité de ce qui est une question de santé publique. D'ailleurs, cette loi fondatrice **dépénalise** l'avortement, mais il faudra attendre les années 1990 pour que l'IVG devienne véritablement **un droit**.

On peut mettre cela en parallèle avec les débats de 2023 sur l'inscription de l'avortement dans la Constitution : les militantes souhaitaient que l'avortement y soit garanti comme « un droit », mais Emmanuel Macron l'a inscrit comme « une liberté ». Cette nuance est d'importance : que l'avortement soit une liberté et un choix n'implique pas que l'État fasse en sorte de garantir l'accès à l'IVG pour toutes les femmes. Encore aujourd'hui, il faut avoir en tête que le droit à l'avortement est fragile…

l'absti-nence militante

L'*abstinence militante* est voulue et non subie : elle est le refus de perpétuer la domination qui se joue lors des rapports sexuels hétérosexuels.
Car le lit est souvent un espace où les enjeux patriarcaux et la sexualité phallocentrée et pénétrative se manifestent.
L'abstinence militante est alors une façon d'y répondre : un acte contre la sexualité qui rime avec la masculinité dominatrice et la culture de la disponibilité sexuelle féminine.

LE SEXE DEVIENT UNE ACTIVITÉ COMME UNE AUTRE, COMME UNE ACTIVITÉ EXTRASCOLAIRE : « POURQUOI PRATIQUER DU SEXE, QUAND JE POURRAIS FAIRE DE LA POTERIE, DES ATELIERS D'ÉCRITURE ET DE LA DANSE CONTEMPORAINE ? »

CONTRAINTE OU CHOISIE : DE QUELLE ABSTINENCE PARLE-T-ON ?

Plus de quatre jeunes sur dix, parmi les 15-24 ans, n'ont pas eu de rapport sexuel en 2021, selon une enquête de l'IFOP.
Il est important de faire la différence entre l'enquête pendant le contexte du Covid et le contexte de #metoo : ne pas avoir le choix de ne pas avoir de rapports sexuels pendant le confinement n'est pas la même chose que choisir activement qu'un rapport sexuel ne va pas avoir lieu.

Dans le cadre de l'enquête réalisée par *Le Monde*, à laquelle j'avais participé en juillet 2022, je développais l'avis suivant : cette abstinence est surtout une manière de résister à la dictature de la performance et une réaction physique et sexuelle au mouvement #metoo.
C'est une forme de protection contre une sexualité qui est aujourd'hui devenue un espace insécure, prise de tête. Et quand beaucoup font le constat qu'elleux-mêmes et leurs potes ont vécu des violences sexuelles, l'abstinence militante est aussi une façon de tout mettre en œuvre pour « ne pas tomber dans la case de celles qui ont été violées ».

La troisième vague du féminisme, lancée par la révolution sexuelle à coups de hashtag sur les réseaux sociaux, a braqué les projecteurs sur la parole des victimes et a permis de forcer le passage à tout un tas de sujets que personne ne voulait voir et traiter. On entend aujourd'hui parler de *violences sexuelles* (voir p. 183) tout le temps. Et le sexe est devenu un acte qui rime avec « faire attention » : on doit s'organiser, vérifier que la capote ne s'est pas trouée, être sûr·e que lorsqu'on a dit oui, on voulait vraiment dire oui, on doit avoir une contraception, jouir, gémir, orgasmer, mais pas trop, etc., etc.

Face à ces injonctions, face à cette dictature de la performance, aux nombreuses affaires de violences sexuelles et de rapports dans lesquels le consentement reste encore un sujet, beaucoup de femmes qui ont entre 18 et 20 ans soit se replient sur elles-mêmes pour ne pas vivre de violences sexuelles, soit deviennent leur propre projet et baisent avec elles-mêmes. Elles font une année sabbatique du cul.

la pression de la paume

C'est cette pression, qui peut être légère ou forte, appliquée sur le haut du pubis des personnes qui possèdent un vagin en même temps que l'on y insère des doigts en les inclinant sur la paroi la plus proche du ventre.
La première réaction est d'abord la surprise, car ce sont des sensations qui ne font pas naturellement partie de notre jeu de cartes*. Mais la force des deux manœuvres simultanées va générer une sensation agréable, jouissive, très addictive.
La sensibilité de la zone ainsi stimulée est très exacerbée, et l'on peut orgasmer en quelques secondes et squirter tout aussi vite.

* Un câlin pas comme les autres

Quand on veut stimuler le sexe d'une personne qui possède une vulve, on s'attaque en général directement au gland du clitoris. Mais les lèvres et le pubis sont aussi des zones érogènes, et avec la pratique de la pression de la paume, on stimule le sexe dans sa globalité.

La paume de la main et la chaleur qui s'en dégage créent une forme de support qui nous emmaillote. On a ainsi un sentiment de sécurité, de plénitude. C'est l'équivalent d'un câlin, mais pour la vulve.
Combien de fois as-tu eu droit à des câlins de la vulve ?

la touillade

La *touillade* désigne le bruit que font les doigts lorsqu'ils sont positionnés en crochet dans un vagin et que le squirt est à deux pâtés de maison.
Tu vois quand tu fais couler un bain et que tu trempes le bout de tes doigts en les agitant rapidement pour voir si l'eau est assez chaude ? C'est exactement ce bruit-là.
Comme une pompe qui s'activerait à vide, l'urètre pompe petit à petit le liquide contenu dans ta vessie pour l'éjecter puissance 1 000 (ou pas) : pas de discrimination pour les petits jets.

À L'ANCIENNE

En plaçant ce chapitre sur les mots, les mentalités et les injonctions d'un autre temps (pas si vieux, malheureusement) à la toute fin du livre – tel le dernier wagon qu'on oublierait un jour à quai ou qu'on laisserait dans une décharge –, je veux essayer de les écarter, de les transformer. La déconstruction linguistique permet de choisir les mots qui continueront de sortir de notre bouche et ceux qu'on veut remplacer. Est-ce que si les mots n'existent plus, les idées non plus ? Ou est-ce que si on change les mots, les idées se transforment petit à petit, avec un monde qui évolue ?

être vaginal·e *vs* être clito-ridien·ne

Un mythe binaire dit qu'*être vaginal·e*, ce serait être dans la capacité d'atteindre l'orgasme uniquement par la pénétration interne, et qu'*être clitoridien·ne*, ce serait la capacité d'atteindre l'orgasme uniquement par la stimulation externe du clitoris.

Sigmund Freud, né en 1856 et mort en 1939, était un neurologue autrichien, fondateur de la psychanalyse. Il soutenait que l'orgasme clitoridien était infantile et que, après la puberté, dans les rapports hétérosexuels, le centre de l'orgasme se transférait dans le vagin.

Je pense aux milliers de femmes avec qui j'ai échangé ces dernières années et qui m'écrivaient toujours avec cette même problématique : « J'ai un problème, je n'arrive pas à avoir d'orgasme via pénétration, je ne suis que clitoridienne. » Cette vision freudienne a inspiré nombre de professionnel·les de la santé sexuelle et a complexé des millions de personnes, les faisant se sentir anormales, diminuées ou incapables de…

MAIS CETTE VISION EST FAUSSE.

MAIS CETTE VISION EST FAUSSE.

MAIS CETTE VISION EST FAUSSE.

« J'SUIS VNR »

OK donc, après s'être attardé·e sur cette énormité sponsorisée par la bêtise, place à une réalité qui se tient :

- Les personnes possédant un vagin n'ont pas besoin d'un pénis et de la pénétration pour ressentir du plaisir et atteindre l'orgasme. *Sorry*, Freud.
- Les orgasmes clitoridiens d'un côté *vs* les orgasmes vaginaux de l'autre, ça n'existe pas !
- Le vagin est un conduit qui s'étend de l'utérus à la vulve. Cet organe n'a jamais procuré d'orgasme, c'est le clitoris qui le longe qui est 100 % responsable du plaisir et des orgasmes.
- Il existe donc des orgasmes clitoridiens par stimulation interne (via les trois quarts du clitoris qui se situent à l'intérieur) et des orgasmes clitoridiens par stimulation externe (via le gland du clitoris).
- L'université d'Indiana a montré dans une étude de 2005 que seulement 18,4 % des femmes interrogées parvenaient à jouir par simple pénétration et que 36 % d'entre elles précisaient que la stimulation clitoridienne pendant la pénétration leur permettait d'atteindre des orgasmes plus puissants.

Le point de vue de Noémie

Pour ma part, ce qui m'a toujours questionnée dans les expressions *être vaginale* et *être clitoridienne*, c'est le mot *être*. Il me semble qu'encore une fois, cela transmet l'idée que les femmes sont passives dans la sexualité, comme si *être clitoridienne / vaginale* était une caractéristique à laquelle on ne peut pas faire grand-chose, de la même façon qu'on *est grande*, *élancée*, *sympathique*, *colérique*, etc.
Or, en ce qui concerne le sexe et le type de stimulations qu'on préfère, il s'agit surtout d'un apprentissage qu'on fait au cours des expériences, solitaires ou non !

« t'es une femme maintenant »

Cette phrase souligne l'arrivée des règles et marque de façon violente un chronomètre biologique qui tourne jusqu'à la ménopause. Elle assigne le corps et les femmes et leur corps à une fonction purement reproductive. Cette remarque est pour certain·es accompagnée d'une gifle, pour d'autres d'une énorme fête avec beaucoup trop de personnes au courant qui finissent par les féliciter.

LA (SEX) LIFE DE CAMILLE

J'ai eu mes règles à 10 ans, et je ne me suis absolument pas sentie « femme », j'étais encore une enfant et je ne voulais en aucun cas qu'on me fasse comprendre que je rentrais dans une nouvelle phase de « ma vie de femme ».

Et après ?

Est-ce que, par déduction, cela veut dire qu'à partir de la ménopause, une femme cesse d'être une femme ? Si l'on fête la venue de nos règles, j'aimerais qu'on célèbre également leur départ. Où est la baffe qui célèbre l'arrivée de la ménopause ? Pourquoi la ménopause est-elle censée être une période triste ? Pourquoi cette nouvelle phase de vie doit-elle rimer avec la dernière phase de la vie d'une femme, où elle ne serait même plus perçue comme une femme ?

mal-baisé·e

Cette expression est utilisée 99 % du temps pour qualifier une femme désagréable, en expliquant sa mauvaise humeur par des prétendues frustrations d'ordre sexuel : « Non, mais laisse tomber, c'est une mal-baisée, ça se sent d'ici. »
Elle induit que l'épanouissement d'une femme dépendrait de la capacité d'une personne à bien la baiser et aussi que l'épanouissement général d'une femme dans sa vie dépendrait de son épanouissement sexuel.
LOL.

À QUI LA FAUTE ?

Pour la beauté de la démonstration, acceptons ce postulat : une femme serait exécrable car elle a été mal baisée.
OK, mais par qui ?

Si je suis une *mal-baisé·e*, c'est que la personne qui me baise mal me rend désagréable. En somme, c'est beaucoup plus insultant pour elle que pour moi.

« Il t'a bien baisé·e ? »

Aujourd'hui, on voit un dérivé de cette expression apparaître avec la question : « Il t'a bien baisé·e, j'espère ? » Comme une envie de se réapproprier une expression négative en l'inversant avec un jeu de miroir. Cette question prend aussi de la hauteur et interroge la responsabilité à l'œuvre : « Non mais attends, si une personne mal élevée est une personne qu'on a mal élevée, alors une personne mal-baisée est une personne qu'on aurait mal baisée. »

perdre sa virginité

On ne *perd* pas sa virginité, au même titre qu'on ne l'*offre* pas et qu'on ne la *donne* pas non plus.
Je perds une dent, un sac ou encore mes lunettes (vraiment 5 secondes le temps de me souvenir où je les ai foutus), mais je n'ai pas perdu ma virginité. Je n'avais rien à donner, ni un sentiment de vide, ni de manque. J'ai *partagé* un moment, des premières sensations, des premières envies avec quelqu'un·e.
(Parenthèse : c'est assez marrant de constater qu'on entend très rarement cette expression dans la bouche d'une personne possédant un pénis. Ces personnes reçoivent cette virginité, telle une offrande qui devrait désormais leur appartenir. Hum.
Mais cette notion d'offrande n'est pas sans conséquences et peut également être lourde à porter pour les personnes ayant un pénis. Elle les sur-responsabilise et les érige en heureux·se élu·e et en exemple canonique de ce que serait le sexe à deux… Comme si une seule personne pouvait être représentative de toutes les autres !
À cela s'ajoutent la pression et la peur de ne pas « assurer », de ne pas « réussir » à rendre cette première fois « parfaite », « sacrée »… et de ce que l'autre va raconter ou en penser.

Or, si c'est la première fois pour les deux, il y a des chances pour que ce ne soit pas dingue. Les fois d'après aussi d'ailleurs. Ou pas, ça peut être aussi merveilleux. J'ai envie de dire : on verra, non ?

« CECI EST UNE INTERVENTION »

Je constate aussi que l'on assimile souvent le premier rapport à la première pénétration sexuelle, un moment qui doit se passer dans la douleur et dans le sang : « Tu vas voir, tu vas saigner et en vrai ça fait mal mais c'est normal ! »
FAUX FAUX FAUX ARCHIFAUX.
D'abord, saigner n'est pas un signe de douleur, c'est une réaction méga normale pour beaucoup de formes d'hymens. Quant à la douleur, elle, elle n'est ni normale ni une phase « par laquelle il faut passer, tu verras les fois d'après ça va mieux ». Si tu as mal, que tu sens que tu es crispé•e, que ça ne rentre pas : arrête, et on verra plus tard (ce conseil est évidemment valable pour toutes les fois, pas que pour la première).

je déteste cette expression

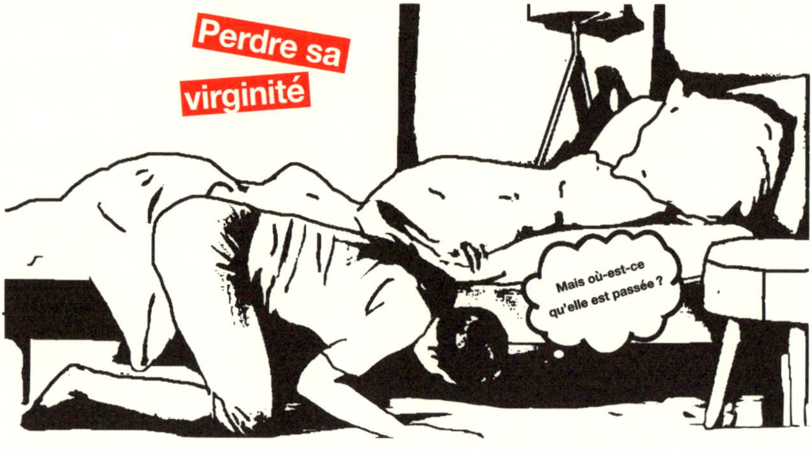
Perdre sa
virginité
Mais où-est-ce
qu'elle est passée ?

La virginité des pensées

J'ai toujours été très intriguée par la façon qu'on avait de proposer des statistiques sur les « premiers rapports en France », mais sans que personne ni aucun organisme n'assume qu'il s'agissait plus précisément des « premiers rapports hétérosexuels avec pénétration en France ».
Lorsque l'on m'interroge sur l'âge auquel j'ai perdu ma virginité, je sais qu'on attend que je réponde par l'âge auquel un pénis est entré dans mon vagin. Mais, pour ma part, j'ai eu l'impression de *ne plus être vierge* bien avant ces 17 ans. Parce que j'avais une sexualité, des fantasmes, que la masturbation faisait déjà partie de mon régime alimentaire et que mon cerveau était tout sauf *vierge*. Telle est la raison pour laquelle l'âge de ma première pénétration avec un pénis n'a jamais été un complexe, je n'ai jamais eu l'impression de faire partie des dernières ni de le faire trop tard, car ma sexualité était déjà présente et active.

Le point de vue de Noémie

Perdue, *donnée*, *prise*, *gardée* ou encore *offerte*, la virginité semble avant tout l'objet d'une étonnante transaction ! Ces verbes accolés au mot de *virginité* tendent en effet à faire de celle-ci un objet concret que l'on peut s'échanger et aussi à marquer dans la langue la valeur de ce qui n'est pourtant qu'un vécu, avoir ou ne pas avoir eu de relation sexuelle. Mais cela ne doit pas cacher la disparité des usages.
Dans la grande majorité des cas, ce sont en effet les jeunes femmes qui se retrouvent en position de sujet du verbe (mais pas en position d'agente) dans l'expression *perdre sa virginité* tandis que les jeunes hommes ont plutôt tendance à la *prendre*.
Cette dépossession d'un bien se retrouve également dans les verbes *dépuceler*, *déflorer* ou le plus rare *dévierger*, dans lesquels on retrouve le préfixe privatif *dé-*. Mais, là encore, si hommes et femmes peuvent perdre leur pucelage, seules les femmes peuvent perdre leur « fleur » (on retrouve d'ailleurs ici métaphoriquement l'objet qu'il s'agit de perdre ou garder) et être *déflorées*. On pourrait aussi comparer les différences d'usage entre la tournure factitive *se faire dépuceler* (plutôt employée par les femmes) et la tournure pronominale *se dépuceler* (plutôt employée par les hommes) qui rend le sujet du verbe agent du processus comme dans « je me suis dépucelé avec… ».

le retrait

Considéré comme une technique de contraception, cette technique consiste à *se retirer* de l'orifice vaginal avant l'éjaculation pour éviter toute grossesse non désirée.

« J'SUIS VNR »

La présence officielle sur plusieurs sites de prévention et d'éducation sexuelle de cette technique comme moyen de contraception est problématique.

Plus précisément, ce que je trouve problématique c'est, d'une part, l'absence d'informations et de statistiques sur le très fort taux d'échec de la méthode, et, d'autre part, le fait qu'on concentre la vigilance sur l'éjaculation et le sperme sans parler des autres fluides.

Or, il faut savoir que, avant le sperme produit par l'éjaculation, un *liquide préséminal* peut être libéré et qu'il contient AUSSI des spermatozoïdes, qui se retrouvent alors dans le vagin, possiblement sur le chemin des ovaires, et que cela peut suffire à féconder un ovule.

C'est d'autant plus important de le savoir que, si on peut contrôler l'éjaculation du sperme, on ne peut pas faire de même pour l'éjection du liquide préséminal dans le vagin.

CE
QU'IL
FAUDRAIT
RETIRER
C'EST
SURTOUT
LE
RETRAIT
COMME
TECHNIQUE DE
CONTRACEPTION.
CE PROCÉDÉ
NE PROTÈGE
NI DES
IST, ET MST
NI D'UNE
POTENTIELLE
GROSSESSE.
DONC À
QUOI
BON ?

« t'as tes règles ou quoi ? »

Phrase déclarée (la majorité des fois) par un individu possédant un pénis et ayant pour vocation de décrédibiliser la colère de la personne en face.
Comme si la colère exprimée et ressentie était inacceptable… sauf en cas exceptionnel de règles.

« J'SUIS VNR »

Pardonnez-moi, mais la colère générée par l'oppression, le sexisme, le racisme, la grossophobie, l'homophobie ou juste des commentaires complètement déplacés et sponsorisés par la honte n'a rien à voir avec mon cycle menstruel.

Et je suis dans mon droit de le faire savoir, de l'exprimer, de le faire remarquer avec tout le sarcasme et la répartie du monde, et parfois aussi d'envoyer bouler la personne (loinnnnnnnnnnnnnn).

être indisposé·e

L'expression *être indisposé·e* met le doigt sur un véritable problème. Le raccourci « règles = altération » me gêne profondément. Les règles sont un phénomène physiologique tout aussi normal et naturel que la chair de poule, la morve et la bave.

On a essayé de nous vendre les règles comme un moment, une période honteuse où nous serions presque imprésentables, indignes et limité·es. Mais ramener notre état à ce phénomène et non aux symptômes qui sont l'expression de ce phénomène me semble problématique.

On fait des règles un problème à cacher au lieu de pointer du doigt la société qui n'a absolument pas pris en considération cette période-là afin qu'elle ne soit plus un fardeau. Où sont nos temples de repos? Où sont nos congés menstruels? Où sont les sièges conçus pour y accommoder une bouillote? Où est le monde qui prend en considération ce besoin physiologique de la moitié de la planète?

Les effets secondaires que peuvent provoquer les règles, comme les évanouissements, les vomissements, les jambes lourdes, les spasmes anaux, les migraines, sont chiantissimes, handicapants et, oui, altèrent parfois la sensation d'être en « bonne santé ».

Ce que disent les dictionnaires :

Indisposition

NOM FÉMININ : LÉGÈRE ALTÉRATION DE LA SANTÉ.

MES RÈGLES
NE FONT PAS
DE MOI UNE
PERSONNE
INDISPOSÉE,
MAIS LA SOCIÉTÉ
QUI NE PREND
PAS EN
CONSIDÉRATION
MES BESOINS
PENDANT CE
TIERS DU MOIS
M'INDISPOSE.

Être indisposé·e *vs* être indisposé·e à

Être indisposé·e à… est acceptable : cela présente la personne comme maîtresse de ses actions et de ce qu'elle veut faire ou non. Mais on ne l'utilise jamais.
Et c'est problématique car l'expression *être indisposé·e* tout court met en avant une vision négative, et subie, de tout ce qu'on ne pourrait pas faire pendant cette période-là. Elle conduit la personne qui a ses règles à notifier et justifier de façon péjorative son état, qui serait « diminué » ou d'office « dans l'incapacité de ».
Alors, oui, pendant mes règles, j'ai l'impression que mon corps me lâche, que mes intestins m'envoient bouler et que mon dos est plus proche d'un crumble que d'un soutien fidèle. Mais mon état et sa définition m'appartiennent, sont personnels et non publics.

« J'SUIS VNR »

Bonjour ? Notre utérus ne fait pas des bulles de paillettes à la rose. Il produit un ovule tous les mois et l'accouche s'il n'y a pas de grossesse.
Je suis toujours amusée par la fascination qu'il y a pour la mouille et les flux liés à l'excitation et, à l'inverse, par le dégoût profond pour cet autre flux, parce que c'est du sang et qu'il s'écoule de l'utérus.
Donc pendant cette période je préfère dire : « Je suis disposée à te péter les dents si tu fais chier. »

LES RÈGLES NE SONT PAS UNE ALTÉRATION DE LA SANTÉ. LES PHÉNOMÈNES LIÉS AUX RÈGLES PEUVENT L'ÊTRE.

avoir une bouche de suceuse

On a dit qu'elles avaient *une bouche de suceuse* à toutes les femmes avec des lèvres pulpeuses, un arc de Cupidon creusé et des bordures de lèvres bien dessinées.
Je me revois encore au lycée, à surprendre des conversations de mecs qui expliquent et justifient leurs comportements par la caractéristique physique d'une fille qui « avait une bouche de suceuse en même temps ».
Comme si le seul fait de voir cette bouche pouvait justifier que telle fille soit plus sexualisée, et donc plus draguable, que d'autres.

Suceuse ≠ pute

J'ai aussi envie que l'on s'interroge sur le fait que le terme *suceuse* est habituellement utilisé de façon à la fois insultante (suceuse = pute) et comme l'objet d'un fantasme (suceuse = une personne qui fait une pipe = excitant). Cette ambivalence du terme est très hypocrite : on prend du plaisir à se faire sucer, mais une meuf qui suce c'est une pute, une meuf qui fait du sale. Voilà un bel exemple de ce qu'est le *slut shaming* au quotidien. L'expression *avoir une bouche de suceuse* est violente et dégradante, pas parce que la personne désignée suce, mais parce qu'on définit cette personne uniquement par cette action.

ras la salle de jeux

La *salle de jeux* désigne le sexe féminin dans sa globalité. Elle en fait un espace pensé et destiné uniquement au plaisir : c'est la fonction d'une salle de jeux, on y rentre pour se divertir.
Cette expression est généralement utilisée pour décrire un vêtement court. Ainsi, on peut l'employer lorsqu'on va demander à nos potes si une tenue n'est pas trop courte : « Ça va meuf, ça fait pas trop ras la salle de jeux ? »
On la retrouve aussi souvent lorsque quelqu'un·e commente la tenue d'une personne victime d'une agression sexuelle ou sexiste : « Non mais en même temps, la nana elle avait une robe ras la salle de jeux ! »
Indiquer à une personne que sa tenue n'est pas adéquate et qu'elle se met en danger déplace la responsabilité du harcèlement et en décharge la seule personne coupable : la personne qui harcèle. On n'évite pas un viol en portant telle ou telle tenue, on ne protège pas un être cher en lui demandant de porter des tenues longues : on se rassure soi-même.

« J'SUIS VNR »

Mon sexe, mon entrejambe n'est pas une salle de jeux, n'est pas un espace récréatif et n'est pas un terrain sur lequel une tierce personne peut jouer quand elle a besoin de se défouler.

Une tenue n'a jamais été ni une autorisation ni un appel à la provocation et, en aucun cas, une justification à la violence. Tous ces aspects-là ne sont pas à prendre en compte. Jamais.

Le point de vue de Noémie

Il y a plusieurs expressions du même type pour exprimer qu'un vêtement féminin est très court : *ras la moule*, *ras la touffe*, *ras les fesses*… Ce que je trouve intéressant dans *ras la salle de jeux*, c'est qu'il évoque, comme le dit Camille, le sexe féminin comme un lieu d'activités (sexuelles) et de divertissement, tandis que les précédentes expressions se réfèrent simplement à la partie du corps.

un bon coup

J'ai utilisé cette expression, beaucoup trop de fois, en jugeant quelqu'un·e d'autre.
Par exemple, entre amies, on s'est déjà demandé à plusieurs reprises : « Diego, tu sais le mec de Madrid, c'était un bon coup ou pas ? »
Mais, un *bon coup*, c'est subjectif, c'est un jugement de valeur qui sous-entend que la personne doit savoir faire, doit avoir les compétences et doit savoir appliquer la méthode.

« CECI EST UNE INTERVENTION »

On qualifie généralement de *mauvais coup* toute personne qui n'a pas réussi à répondre à nos besoins sexuels… Mais on oublie là un point important : la communication.
Quand on m'écrit : « Camille, ça me saoule, je tombe que sur des mauvais coups ! », je réponds dans un premier temps : « Tu lui as dit ce qui te plaisait ? Tu lui as expliqué clairement ? Tu l'as guidé•e ? Ou est-ce que tu es juste parti•e du principe que la personne devait connaître ton corps et deviner le plus fou de tes désirs ? »

LE MAUVAIS **COUP EST UNE** ÉTIQUETTE INVENTÉE **QUI ASSIMILE LE** RAPPORT SEXUEL **À UN** EXAMEN, **AVEC DE** BONS ÉLÈVES **D'UN CÔTÉ ET DE** MAUVAIS **DE L'AUTRE.**

MAIS LE PIRE **COUP D'UNE PERSONNE EST** SOUVENT **LE** MEILLEUR **D'UNE AUTRE.**

Le point de vue de Noémie

Un *coup*, c'est un rapport sexuel (expéditif) selon *Le Petit Robert* : on retrouve l'expression dans *tirer un coup* ou *tirer son coup*. Par métonymie, coup désigne aussi le ou la partenaire avec qui on a ce rapport sexuel.

Lorsque *coup* vient à désigner une personne, il est toujours assorti d'un adjectif (ou équivalent) le plus souvent évaluatif : un *super coup*, un *bon coup*, un *mauvais coup*, un *coup d'un soir*… Il est rare de trouver *coup* tout seul s'il désigne une personne ! Le *coup* (la personne) est alors doté de propriétés intrinsèques qui le rendent responsable de la plus ou moins bonne qualité du *coup* (l'acte), qui devrait pourtant être envisagé comme une activité relationnelle, comme le dit Camille.

faire l'étoile de mer

Expression utilisée pour décrire de façon insultante la non-activité d'une personne lors d'un rapport sexuel : « C'est une étoile de mer, iel s'allonge sur le dos, les membres écartés, et iel attend que ça se passe. »
Utilisée post-coïtalement en débrief avec ses potes, l'expression *faire l'étoile de mer* dégrade la personne en question, mais, surtout, indique l'incapacité de celle ou celui qui parle à exprimer son envie de voir sa ou son partenaire prendre plus d'initiatives.

FUN FACT

Certaines espèces d'étoiles de mer sont asexuées : pour se reproduire, elles se divisent en deux puis reconstituent une étoile complète grâce à leurs capacités à se régénérer.

Si on suit cette idée, *faire l'étoile de mer* voudrait donc plutôt dire : « Te laisser te débrouiller solo pour concevoir le ou la gosse. »

« c’est normal dans un couple... »

En échangeant avec des centaines de femmes cisgenres, j’ai pu constater que nombre d’entre elles, tout en essayant de ne pas blâmer leur mère, disaient avoir été éduquées avec l’idée suivante :

> « Tu sais, dans un couple, on n’a pas toujours envie en tant que femme, les hommes ont plus de besoins et plus souvent envie que nous : c’est pas grave de se forcer un peu parfois, on est toutes passées par là. C’est notre mari ou copain, donc on n’a pas l’impression d’être violée. »

Petite mise au point : ce n’est pas « normal » ni « acceptable ». Si on n’a pas envie, on ne se force pas, on le dit, et on interrompt le rapport.
On ne doit rien à notre partenaire, même si c’est notre mari, notre copain.
Le consentement vaut pour toustes.

coucher le premier soir

Coucher le premier soir matérialise la conclusion du rencard classique : un début de soirée où l'on boit des coups, un dîner, puis l'*aftershow*, aka le moment où la personne « monte boire un dernier verre », et on ken.
Le fait que l'on porte une attention particulière à la temporalité, *le premier soir*, nous pousse à nous demander si c'est OK de faire ça.
Dans le monde dans lequel je vis, la précision *le premier soir* n'a pas lieu d'être. J'appelle ça *coucher*, tout court. Que ce soit le premier ou le quinzième soir n'a aucune importance.

Variantes

Pour info, on pourrait également utiliser les variantes *coucher le premier matin* ou encore *coucher le premier aprèm* qui, d'expérience, sont beaucoup plus agréables car il fait jour et que j'ai ensuite encore toute la journée devant moi pour déambuler avec cette démarche de « meuf qui vient de ken et qui ne se sent plus pisser. ». (*Ne plus se sentir pisser* peut aussi se dire *Beyonce walk*, *déambuler telle une déesse*, *croire que le couloir de l'open space est celui qui me mène à la scène de l'Accor Arena*. T'as capté ? Lourd.)

SONDAGE

J'ai fait un sondage auprès de la communauté Jemenbatsleclito sur le fait de coucher le premier soir. Résultats !
(Mentions : dans ce sondage, 100 % des personnes se genrent au féminin ; 100% sont hétérosexuelles ou bisexuelles.)

Lors du premier *date*, je sais d'office que :

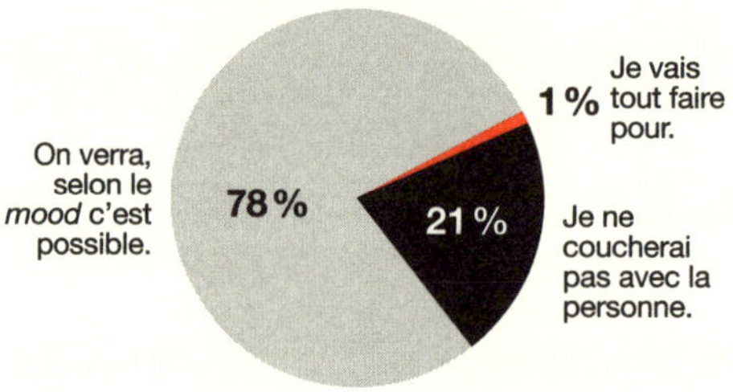

Est-ce que tu as déjà couché le premier soir ?

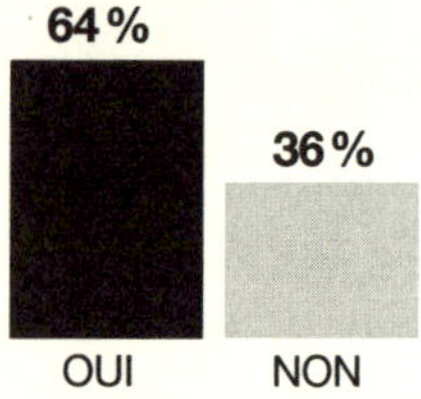

Si tu t'es déjà retenue de coucher avec quelqu'un·e le premier soir, pourquoi ?

41 %
Je n'avais pas envie avec la personne.
25 %
Parce que je voulais du sérieux.
19 %
Pour ne pas être une « fille facile ».
15 %
Pour être sûre de revoir la personne.

Est-ce que tu t'es déjà sentie « dans l'obligation » de coucher le premier soir ?

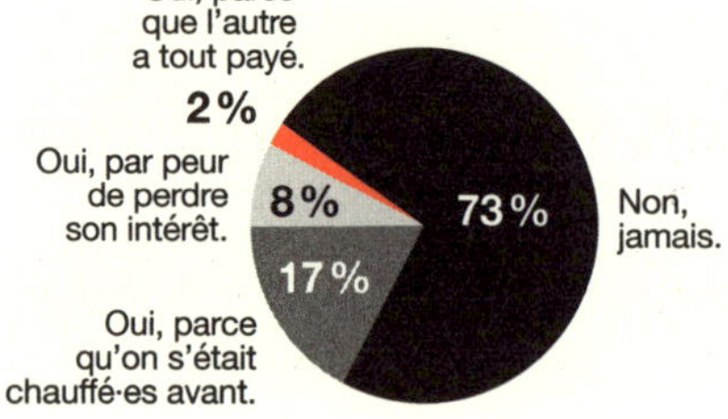

Est-ce que tu arrives à ne pas t'attacher à une personne après avoir couché avec ?

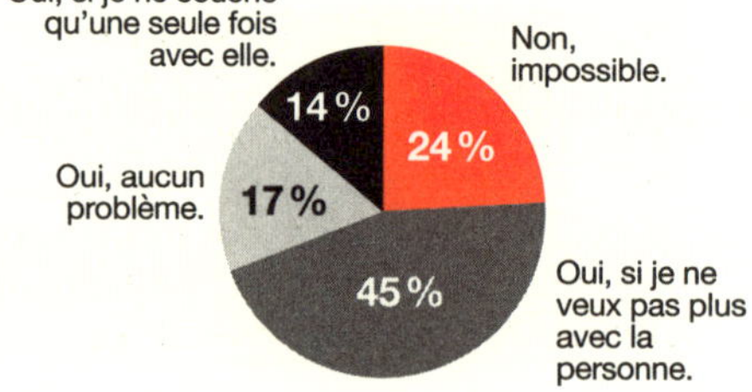

ANALYSE DES RÉSULTATS #1 : COUCHER OU NE PAS COUCHER, UNE QUESTION DE POUVOIR ?

Quand j'observe les résultats du sondage, ce qui me rassure, c'est que la première raison pour laquelle les personnes n'ont pas couché le premier soir était parce qu'elles n'avaient pas envie (41 %). Cependant, il y a quand même 27 % des participantes qui se sont déjà senties obligées de coucher le premier soir pour diverses raisons... On voit aussi que 19 % des personnes ont répondu s'être retenues de coucher le premier soir, alors qu'elles en avaient envie, pour ne pas « passer pour une "fille facile" ». Mais c'est quoi une « fille facile » au juste ? Dans le cas du présent sondage, cela a été surtout compris dans le sens d'une fille qui pense que la grande partie de l'intérêt qu'on peut lui porter, c'est la quête pour finalement un jour coucher avec elle…

On voit aussi distinctement qu'il y a deux catégories de personnes : celles qui vont coucher avec l'autre pour garder son intérêt. Et celles qui vont s'interdire de coucher avec la personne pour garder son intérêt. Cette dynamique contradictoire « J'offre mon corps » *vs* « Je n'offre pas mon corps » pour exactement les mêmes raisons est très intéressante. Le sexe n'est ainsi pas perçu comme un acte de partage entre deux êtres égaux, mais comme une véritable monnaie d'échange, qui permet de garder un certain pouvoir dans la relation.

Voici le témoignage d'une personne avec qui j'ai échangé : « Pour du sérieux je cherche à mieux connaître la personne. Perso, je pense que le sexe n'est pas la solution. Il y une intimité qui se crée, oui, mais pas une intimité "romantique". Puis à tout donner dès le premier soir, il n'y a plus de surprise après, haha. Perso, j'adore le début où on ne fait rien ou pas grand-chose, mais on sent le désir. Et il y a aussi le stress de tomber sur un abruti et de se dire qu'une fois qu'on l'a fait il se fiche de nous connaître mieux. »

Ce témoignage est intéressant car il oppose l'intimité romantique platonique et l'intimité sexuelle charnelle. L'expression *tout donner* exprime l'idée que le corps et l'acte sexuel sont des offrandes qu'on ferait à l'autre. Encore une fois, cela illustre l'idée qu'on ne se pense pas comme une personne égale à l'autre et que le rapport fait perdre un certain pouvoir. Dans le fait de ne pas coucher le premier soir, il y a donc la stratégie de retenir le plus longtemps possible ce que l'autre veut, avant de lui en faire l'offrande tragique.

ANALYSE DES RÉSULTATS #2 : SANS ROMANTISME, PAS DE SEXE

Voici le témoignage d'une autre abonnée : « La vérité, c'est que, perso, les corps et le contact me dégoûtent presque si je ne suis pas en parfaite confiance avec la personne. Je ne ressens de l'attirance sexuelle que si j'ai une connexion émotionnelle forte, donc le premier soir, la première semaine ou même le premier mois souvent, c'est totalement mort pour moi. »

Pour certaines personnes, il est impossible de dissocier le sexuel du *romantisme* (je dis bien *romantisme* et non *émotionnel*, car nous sommes toustes des êtres émotionnels par définition : nous ressentons et nous sommes ému·es).

Cette personne replace donc une connexion autre que physique au centre du rapport, connexion qui nourrit progressivement le désir sexuel. En ce sens, elle se place comme l'égal de l'autre. Elle considère aussi l'autre et elle avec lui comme des êtres intellectuels, et pas uniquement primaires dans le rapport au sexe.

Le sexe devient ainsi une longue recette dans laquelle s'ajoutent des ingrédients qui peuvent paraître complètement inutiles au départ, mais c'est délicieux !

la *walk of shame*

L'anglais *walk* signifie la « marche » et *shame* la « honte » : la *walk of shame*, c'est littéralement la « marche de la honte » : la marche postcoïtale, le trajet qui sépare le lieu où l'on a eu un rapport sexuel de chez soi.
C'est en général le moment où l'on n'a pas voulu réveiller l'autre, où on est parti·e en douce, en laissant une chaussette, ses écouteurs, mais en emportant bien évidemment son haleine de l'espace.
C'est un trajet long, où l'on rêve d'une douche et où l'on occupe le temps à base de vocaux dans les groupes entre potes.
À titre personnel, je trouve que c'est souvent très drôle, et j'ai l'impression de déambuler dans la ville avec un panneau de trois mètres avec écrit dessus : « OUI, J'AI KEN ! »

Walk of flame

La *walk of shame* devrait plutôt s'appeler la *walk of flame*, « *flame* » signifiant la « flamme ». Il n'y a rien de honteux ni à l'acte sexuel ponctuel, ni au fait de partir de chez cette ou ces personnes au petit matin ou en plein milieu de l'aprèm. J'aime l'idée de cette « marche de la flamme » où l'on scintille, on ne dégage que du chaud et tout brûle.

baiser comme un dieu

Je n'ai trouvé aucune info sur comment baisaient ou baiseraient les dieux. La façon dont on part du principe que ce sont des coups d'enfer me fait toujours sourire.
Chaque personne a sa définition de ce qui serait « la meilleure baise du siècle ».
Être un dieu de quelque chose ou *en quelque chose* signifie « exceller en la matière, dans un domaine ». C'est la raison pour laquelle le ramener à l'univers de la sexualité me semble tout à fait erroné. On n'excelle pas, on n'est pas bon·ne en sexe, on le pratique en essayant de faire de ce moment un moment agréable, plaisant, *safe* et de connexion (voir UN BON COUP, p. 365).

LA DICTATURE DE LA PERFORMANCE

La *dictature de la performance*, ce sont toutes les pressions ressenties par certaines personnes qui se sentent dans l'obligation d'exceller sexuellement.

Cette dictature se nourrit essentiellement des messages et des images véhiculés par l'industrie pornographique *mainstream* : la taille du pénis, les cris dès la première pénétration, les orgasmes enchaînés suivis d'évanouissements, les montages vidéo qui laissent miroiter des rapports de quarante minutes, les doubles pénétrations, les gorges profondes…

Pour info

Il existe un dieu du Phallus, Priape. Il était fils de Dionysos et d'Aphrodite et avait pour symbole le phallus. Priape était si laid que sa mère l'abandonna à sa naissance et il fut élevé par des bergers. Sa statue, tenant à la main une faucille, servait d'épouvantail et son énorme phallus était censé éloigner les voleurs. Comme quoi, même au IIIe siècle avant notre ère, avoir une grosse bite était déjà un sujet : fuir ou accourir, telle est la question.

DU COUP, J'ATTENDS LES J.O. DU CUL, JUSTE POUR RIRE.

baiser comme une déesse

La variante féminine de *baiser comme un dieu* est très rarement employée.
On va plutôt pointer des pratiques ou des moments en disant : « Elle suce comme personne » ou encore « À un moment donné, elle s'est mise sur moi, j'ai pas compris ce qu'il s'est passé », etc.
Cependant, considérer cette personne comme une *déesse du sexe* ou qu'elle *baise comme une déesse* est encore peu courant.
Toutes les divinités liées à l'amour, au plaisir et à la séduction sont pourtant des déesses.

Dans la mythologie grecque

Hédoné :
déesse du Plaisir, de la Volupté et de la Sensualité.

Aphrodite :
déesse grecque de l'Amour, du Désir et de la Beauté.

Dans la mythologie azthèque

Xochiquetzal :
déesse du Sexe et de la Beauté.

Dans la mythologie brésilienne

Pomba Gira :
déesse de la Sexualité, de la Beauté et du Désir féminin.

Dans la mythologie hindoue

Rati :
déesse de l'Amour, du Désir charnel, de la Luxure, de la Passion et du Plaisir sexuel.

Dans la mythologie mésopotamienne

Ishtar :
déesse du Sexe et de la Guerre.

Inanna :
déesse du Sexe et de la Guerre.

Dans la mythologie lituanienne

Milda :
déesse de l'Amour et de la Liberté.

Dans la mythologie slave

Kupala :
déesse du Sexe, de la Magie et du Solstice d'été.

Dans la mythologie égyptienne

Qetesh :
déesse de l'Amour, de la Beauté et du Sexe ; empruntée aux Cananéens.

Dans la mythologie nordique

Freyja :
déesse de l'Amour, du Sexe et de la Beauté.

Dans la mythologie béninoise

Mami Wata :
déesse aquatique d'une grande beauté qui promet la fortune à celles et ceux qui lui sont sexuellement fidèles.

Dans la mythologie irlandaise

Aine :
déesse de l'Amour, du Sexe et de la Beauté.

Dans la mythologie chinoise

Jiutian Xuannu :
déesse de la Guerre, du Sexe et de la Longévité.

Dans la mythologie romaine

Vénus :
déesse de l'Amour, de la Beauté et du Plaisir.

Voluptas :
déesse du Plaisir.

Dans la mythologie muisca (Colombie)

Huitaca :
déesse d'une grande beauté associée au jeu et aux plaisirs charnels. On l'appelle aussi parfois Xubchasgagua.

la fausse couche

D'après le site ameli.fr, la *fausse couche* est une interruption spontanée de grossesse qui survient au cours des cinq premiers mois. Elle se manifeste par des saignements vaginaux accompagnés de douleurs dans la partie basse du ventre. Ces symptômes doivent conduire à consulter un médecin. Dans certains cas, un traitement est nécessaire.
On distingue la *fausse couche précoce* (avant la douzième semaine de grossesse, soit 85 % des cas) de la *fausse couche tardive* (entre la douzième et la vingtième semaine de grossesse, soit 15 % des cas).

23 MILLIONS DE FAUSSES COUCHES...

... ont eu lieu dans le monde en 2021, soit environ 15 % du total des grossesses. Attention, ces chiffres ne comprennent pas celles qui surviennent avant que la grossesse ne soit reconnue sur le plan clinique (c'est-à-dire pas avant 5 semaines).

Source : *Miscarriage Matters: the Epidemiological, Physical, Psychological, and Economic Costs of Early Pregnancy Loss*, étude de la revue médicale britannique *The Lancet*, 2021.

« J'SUIS VNR »

Le terme *fausse couche* est violent parce qu'il sous-entend que la couche (soit « la grossesse ») est fausse parce que inachevée. Ce mot est odieux. J'ai fait une fausse couche, et il n'y avait rien de faux dans ce que j'ai vécu.
Je n'ai pas cherché à tomber enceinte, j'étais en dehors de ma période d'ovulation, à peine trois mois après mon deuxième diagnostic d'endométriose et sous pilule contraceptive. J'ai compris que j'étais enceinte et que je faisais une fausse couche... en la faisant. Seule, dans une chambre d'hôtel, sous la douche, avec ma propre voix pour me rassurer.
Je me souviens des émotions ressenties à ce moment-là : colère, désespoir, impuissance, tristesse. Je me souviens aussi avoir été furieuse du manque d'informations, du manque de témoignages transparents et détaillés, du tabou sur ce sujet.

On ressent quoi ?

J'ai interrogé ma communauté sur ce sujet, et j'ai été surprise de voir qu'il y avait seulement deux grands types de réactions :

- D'une part, des personnes qui expliquaient que ce n'était presque rien pour elles, qui disaient ne pas donner trop d'importance à l'événement car cela arrivait souvent, à plein de gens, et qui considéraient que le trauma était aussi petit et léger que le fœtus qu'elles avaient récupéré dans leurs mains.
- D'autre part des personnes que ça avait marquées à vie, qui expliquaient qu'elles se sentaient presque comme des monstres et que cet événement marquait un tournant pour leur vie sexuelle, leur confiance en soi, leur envie de recommencer, leur relation avec leur partenaire.

De la culpabilité ?

« Il sera toujours difficile de ne pas céder à la culpabilité, de ne pas vous trouver médiocre. Votre corps n'a pas réussi à remplir ses fonctions les plus basiques ; vous n'êtes même pas capable de garder un fœtus en vie ; vous ne servez à rien ; vous n'êtes même pas encore mère que vous êtes déjà une mère défaillante. Vous essayez de vous dire, N'écoute pas ces bêtises. Tu n'y es pour rien. »

Maggie O'Farrell, « Bébé et système sanguin, 2005 », *I am, I am, I am*, 2019.

Ce que j'aurais aimé qu'on me dise quand j'ai eu ma fausse couche ?

→ Ce n'est pas de ta faute, tu n'es pas un·e incapable.

→ Ne lutte pas contre cette envie de pousser si particulière qui arrive, surfe la vague.

→ Oui, c'est normal de saigner encore une semaine après.

→ Je sais, c'est la dernière chose dont tu as envie, mais il faut, au bout de quelques jours, vérifier si tout est sorti. Vas-y avec un·e pote si tu veux.

→ Si ça te fait du bien, donne un nom à cette « petite âme de passage ».

→ Il se peut que tu ne saches pas quoi faire de ce fœtus (ça peut avoir la taille d'un grain de grenade, moi c'était plus gros, ça faisait presque la taille du creux de ma main). Fais ce que tu peux à ce moment-là.

→ Non, ce n'est pas horrible de le mettre dans un bout de papier puis aux toilettes.

→ Si tu veux faire une petite cérémonie avec des bougies et des chansons qui te réconfortent, sens-toi libre.

→ Tu n'es pas dans l'obligation de le dire à la personne dont tu es tombé·e enceint·e : ton corps, tes choix, ton tempo, ça peut être plus tard, ou jamais.

tomber amoureuse ou amoureux

Tomber est chargé de l'image d'un poids, lourd, qui part d'une certaine hauteur et qui tombe, souvent accompagné d'un murmure « ça ne tombera pas plus bas », un peu comme lorsque l'on fait tomber un livre et puis un autre et puis le dernier sur notre pied.
Je sens également une dimension soudaine, quelque chose d'inattendu, qu'on est incapable d'anticiper. Comme si *tomber amoureuse* ou *amoureux* était une situation qu'on ne pourrait pas gérer et qui nous dépasserait, proche de la démesure.

Ce que disent les dictionnaires :

SELON *LE PETIT ROBERT*, VOICI LA DÉFINITION DU MOT *tomber* : « SE TROUVER BRUTALEMENT DANS UNE SITUATION CRITIQUE, FÂCHEUSE ».

Et dans les autres langues ?

En anglais, *I am falling in love* est aussi synonyme de *chute*.
Lorsque je tombe, je me fais mal : c'est douloureux. L'expression *tomber amoureuse* ou *amoureux* induit le fait que ça va faire mal, que ça va être douloureux et qu'il y a de fortes chances pour que l'on finisse à terre, comme une bonne gamelle.
En revanche, *tomber amoureuse* ou *amoureux* se traduit en espagnol par *enamorarse* et je suis en train de *tomber amoureuse* ou *amoureux* par *me estoy enamorand@* (qui pourrait se transcrire littéralement par « je suis en train de rentrer dans un état d'amour »).
Si les mots et les expressions avaient un son, les versions française et anglaise feraient le bruit d'une cocotte en fonte qui tombe par terre et la version espagnole se rapprocherait d'un marshmallow géant qui nous enrobe juste avant de se gonfler à l'hélium et de s'élever dans la douceur et la paisibilité.

Je propose comme alternative :

S'ÉLEVER EN AMOUR.

LA (SEX) LIFE DE CAMILLE

Lors de ma dernière séance avec ma psy, on parlait d'amour et du fait que la majorité des couples était construite sur la dépendance et non sur deux êtres bien dans leur peau et remplis d'amour, qui décidaient de partager cet amour car iels en débordaient.

Bien trop souvent, j'ai vu autour de moi des personnes qui n'allaient pas bien et qui trouvaient dans l'autre – et dans le couple – les éléments manquant à leur équilibre, au lieu de les trouver dans un premier temps chez elleux.

Le « C'est plus dur sans toi qu'avec toi ! » (bien trop de fois entendu) me paraît problématique. Je suis plus à l'aise avec la lecture suivante de l'amour : « Je suis bien avec moi, je suis bien avec toi, mais c'est justement parce que ma vie comporte un équilibre sans toi que nous deux c'est sain, c'est bon et c'est libre », sinon j'ai l'impression que la dépendance s'installe.

Telle est la raison pour laquelle j'ai eu ces dernières années à envisager l'amour comme une chute et non comme une élévation, comme un état qui me ferait perdre mon équilibre, que j'avais tant peiné à construire.

C'est en passant de plus en plus de temps en Espagne à entendre l'expression *enamorarse*, et à me rassurer sur le fait qu'il s'agissait d'un état de plein d'amour bien plus qu'une chute, que je suis passée par plusieurs sentiments :

1. Hors de question, je n'ai pas le temps pour ça.
2. Pourquoi pas, si cela surgit je vivrai l'histoire.
3. J'en ai envie : je suis une bête de meuf, au boule scandaleux et je m'aime.
4. Jeune demoiselle recherche un mec mortel, qui s'aime pour qu'on s'aime en se montrant surtout comment chacun d'entre nous s'aime.

être casé·e et être maqué·e

Être casé·e et *être maqué·e*, c'est être en couple. Dans *être casé·e*, *case* contient l'idée de « vivre en ménage avec quelqu'un·e ». Comme pour indiquer le passage à une étape différente de la vie de couple, qui suit des normes très patriarcales et traditionnelles occidentales : on se rencontre, on se marie, on habite ensemble, on a un·e enfant… Géométriquement parlant, une case c'est un rectangle aux côtés de même longueur, un carré. Ce qui émane de cette forme ce sont les notions de norme, de similitudes et d'angles droits : on s'accorde, on se met d'accord et on s'aligne sur un même schéma. *Maquée*, au départ, s'applique à une prostituée qui a un *maquereau*, un *mac*, et qui n'est donc pas libre, qui est dominée et dont la vie, les mouvements, les finances et les rapports sexuels sont régis par un homme. (C'est le moment du livre où je regarde les personnes qui affirment que la genèse des liens hommes-femmes au sein d'un foyer ne s'est pas construite sur une relation de domination et de contrôle en mode « *Really, bro*? » #concentrezvous.)

L'aspect de dépendance est renforcé par l'utilisation souvent passive de ce terme : on dit *être maqué·e* et pas *avoir un mac* ou *choisir un mac*. Pour désigner le fait d'être en couple, on trouve parfois *se maquer*, mais la formulation passive reste majoritaire.

Le point de vue de Noémie

En réalité, un emploi à la voix active de *caser* existe : les principaux dictionnaires donnent ainsi tous l'exemple, pour *caser*, du père qui *case*, c'est-à-dire qui « marie », sa fille. Cela illustre tout à fait la dimension patriarcale qu'évoque Camille. Sous la forme pronominale, *se maquer* ou *se caser* sont souvent définis comme « se marier ou se mettre en ménage ». On est loin du renversement des normes.

Je pense moi aussi qu'il faut prendre au sérieux le sens littéral de *caser*, le fait de « mettre dans une case, dans un carré ». On peut mettre cela en lien avec les multiples formulaires administratifs que nous remplissons régulièrement, et pour lesquels on doit cocher la case correspondant à notre statut matrimonial : *célibataire*, *marié·e*, *en concubinage*… *Se caser*, c'est aussi se donner la possibilité de pouvoir cocher la « bonne » case au vu des attentes de la société.

DANS CES DEUX TERMES, *l'union* EST AVANT TOUT PRÉSENTÉE COMME UNE *restriction*, UNE *finalité tragique* QUI NOUS FAIT *perdre au change*. EN D'AUTRES MOTS, COMME DISENT LES DJEUNS DE MA GÉNÉRATION : ON SE *fait niquer* DANS L'HISTOIRE !

Être casé·e

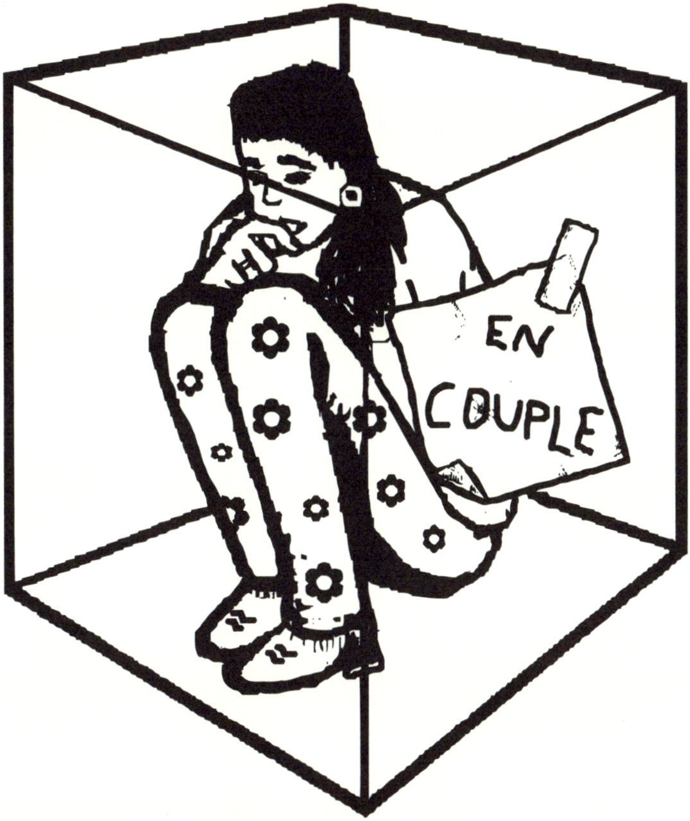

l'hétéro-normativité

L'*hétéronormativité* ou l'*hétérosexisme*, c'est considérer plus ou moins inconsciemment que l'hétérosexualité est la norme, le seul modèle possible, et qu'il vaut pour tout le monde.
C'est, par exemple, demander à un garçon s'il a une copine alors qu'il pourrait être gay ou asexuel.
C'est partir du principe que deux femmes ensemble ne peuvent être « que » des potes.
C'est penser que, dans un couple homosexuel, il y en a toujours un·e qui « fait » l'homme et l'autre la femme.
C'est se sentir insulté·e qu'on te demande quelle est ton orientation sexuelle, comme si c'était infamant d'être autre chose qu'hétéro.
La liste est longue.

DÉCONSTRUIRE NOS RÉFLEXES

On a tous et toutes grandi dans une société hétéronormative, donc c'est logique d'avoir des réflexes qui peuvent être blessants pour certain·es. L'important, c'est d'en prendre conscience, d'accepter et de ne pas remettre en question les remarques des personnes qui ne se retrouvent pas dans l'hétérosexualité et/ou l'hétéroromantisme, et de ne pas considérer qu'on est « bien sympa » de « faire un effort ».

Respecter

les autres

dans
leurs

différences,

ce
n'est pas « sympa »,

c'est
la
base,
personne

ne mérite
un
cookie

pour ça.

LA FIN

l'*after care*

L'*after care*, c'est le moment que l'on crée après un rapport sexuel ou un rapport intime.
Il rime avec douceur, redescente du rythme cardiaque, contact avec la peau de l'autre et, justement, ouverture du dialogue pour se dire les choses (qu'on a aimées ou moins) et faire un bilan (loin d'un compte rendu lourd et culpabilisant !) dans une atmosphère saine, un sas de décompression avant de revenir à son quotidien.
L'*after care*, ce sont les papouilles, les regards complices, les gestes attentionnés comme tendre un mouchoir ou servir un verre d'eau.
Ça donne envie ?

Le *before* du cul

Ce qu'il se passe avant ce que tu auras décidé d'appeler *le rapport sexuel* est tout aussi important : c'est le *before du cul.*
Pour beaucoup, ce moment est généralement constitué d'une douche, d'un pied sur le lavabo, d'un rasoir dans la main droite et d'un miroir dans la main gauche.
En ce qui me concerne, la tondeuse me sert à tondre exclusivement mon crâne mais jamais mes poils pubiens. Mes poils pubiens, je les peigne avec le seul peigne que je possède chez moi et qui est destiné à leur coiffage.
J'applique ensuite une huile brillante, hydratante à base d'huile d'argan et qui sent le monoï. Je m'habille en oubliant de mettre une culotte et je trace.

AUCUNE HONTE À AVOIR

L'acte sexuel peut être parfois un espace où il y a des enjeux de pouvoir et de domination. Et c'est aussi un moment où la communication transparente et fluide n'est pas si facile pour tout le monde.
Pour certaines personnes, c'est un moment pendant lequel tout un tas d'émotions se mélangent : on fond en larmes, on explose de rire, on se sent vulnérable, on ressent des choses fortes, certains mouvements peuvent être douloureux, dérangeants ou très (très très) agréables.
Je me suis déjà retrouvée dans une situation pendant laquelle je me disais : « Non mais je ne vais pas dire cela maintenant, ça risque de casser l'ambiance, ce n'est pas le bon moment. » On a tous et toutes vécu un moment similaire, on a tous et toutes reçu des vocaux nous expliquant des moments similaires.

une épectase

C'est le terme utilisé pour désigner le fait de mourir en jouissant.
Et, très sincèrement, je te le souhaite.

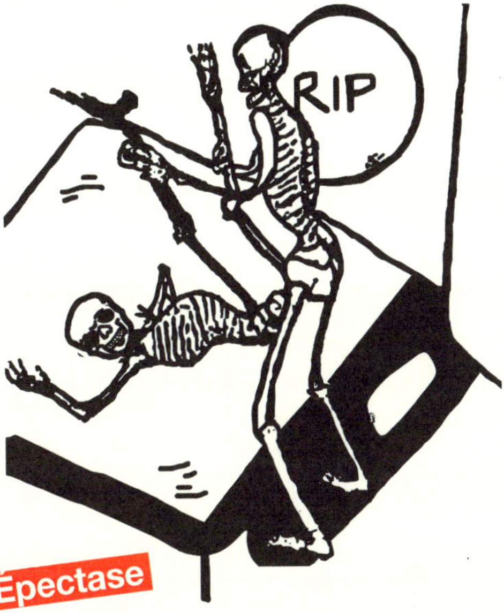

BIBLIOGRAPHIE GÉNÉRALE

Littérature

bell hooks, *Apprendre à transgresser. L'éducation comme pratique de la liberté* (1994), Syllepse, 2019.

Audre Lorde, *La Licorne noire* (1978), L'Arche, « Des écrits pour la parole », 2021.

Maggie O'Farrell, *I am, I am, I am* (2017), Belfond, 2019.

Gloria Steinem, *Actions scandaleuses et rébellions quotidiennes* (1983), Les Éditions du Portrait, 2018.

Articles

Damien Mascret, « *Dickpics* : pourquoi tant d'hommes envoient-ils des photos de leur pénis ? », *Le Figaro*, août 2019.

Miscarriage Matters: the Epidemiological, Physical, Psychological, and Economic Costs of Early Pregnancy Loss, étude de la revue médicale britannique *The Lancet*, mai 2021.

Sites Internet

Le Petit Robert de la langue française, en ligne.
arretonslesviolences.gouv
ameli.fr
bbfc.co.uk
caf.fr
noustoutes.org

Comptes Instagram

@preparez_vous_pour_la_bagarre
@the.language.nerds
@the.vulva.gallery

BIBLIOGRAPHIE DE NOÉMIE MARIGNIER

Bini Adamczak, « *Come on*. Discussion sur un nouveau mot qui émerge et qui va révolutionner notre manière de parler de sexe », *GLAD!. Revue sur le langage, le genre, les sexualités*, n° 05, 2018.
Disponible en ligne sur journals.openedition.org/glad/1401

Laure Bereni, Sébastien Chauvin, Alexandre Jaunait et Anne Revillard, *Introduction aux études sur le genre*, 3e édition, De Boeck Supérieur, 2020.

Virginia Braun et Celia Kitzinger, « *Telling it straight? Dictionary definitions of women's genitals* », *Journal of Sociolinguistics*, vol. 5, n° 2, 2001, p. 214-232.

Dominique Caubet, « Du baba (papa) à la mère, des emplois parallèles en arabe marocain et dans les parlures jeunes en France », *Cahiers d'études africaines*, vol. 41, n° 163-164, 2001.

Sébastien Chauvin et Arnaud Lerch, « Hétéro / homo », *Encyclopédie critique du genre*, « Hors collection Sciences Humaines », La Découverte, 2021, p. 355-371.

Don Kulick, « *No* », *Language & Communication*, n° 23, 2003, p. 139-151.

Brenda B. Love, *Dictionnaire des fantasmes, perversions et autres pratiques de l'amour*, traduction de Philippe Olivier, Éditions Blanche, 1997.

Noémie Marignier, « La prolifération des catégories de l'identité sexuelle », *L'Homme & la société*, vol. 208, n° 3, 2018, p. 63-82.

Mary-Annick Morel, « Pour une typologie des figures de rhétorique : points de vue d'hier et d'aujourd'hui », *DRLAV. Documentation et recherche en linguistique allemande contemporaine – Vincennes*, n° 26, 1982, p. 1-62.

Candace Veecock-Boisédu, « *Se faire + infinitif* : valeurs pragmatico-énonciatives d'une construction "agentive" », *Congrès mondial de linguistique française*, 2008, p. 2201-2217.
Disponible en ligne sur https://www.linguistiquefrancaise.org/articles/cmlf/abs/2008/01/cmlf08103/cmlf08103.html

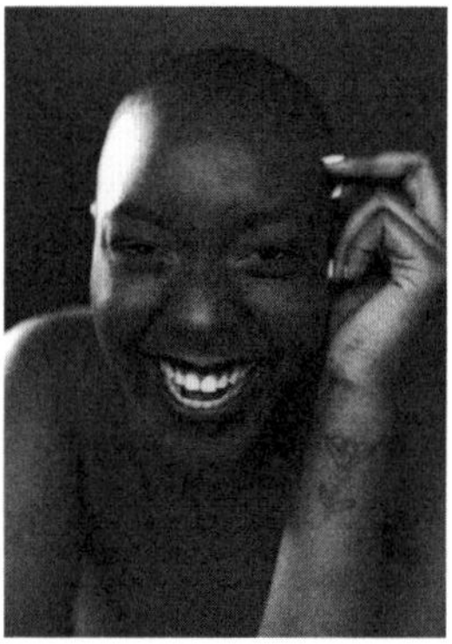

© Lizamiri

CAMILLE AUMONT CARNEL

Camille Aumont Carnel est leadeuse d'opinion, entrepreneuse, autrice et chroniqueuse. C'est la fondatrice des comptes Instragam @jemenbatsleclito, qui s'inscrit dans la révolution sexuelle post #metoo en France, et @jedisnonchef, qui lance le #metoodelarestauration. Camille a grandi entre le Niger, la France, l'Espagne et Madagascar. Elle a été élevée par une mère française inspectrice de l'Éducation nationale et un père au foyer libanais, féru de cuisine et de littérature. Passionnée de cuisine depuis toujours, elle rêve en terminale d'être tant cheffe étoilée que ministre de l'Égalité femmes-hommes. Après son bac, elle intègre l'école Ferrandi, « Harvard de la gastronomie ». Elle a été formée par certains des plus grands chefs français, tels que Guy Savoy, Alain Passard ou encore Éric Pras. Aujourd'hui, elle fait partie des figures emblématiques de la quatrième vague du féminisme. Élue parmi les « 30 Under 30 » de *Forbes* en 2022, elle est ambassadrice Etam et a participé à plusieurs *global meetings* du Women's Forum à Paris.

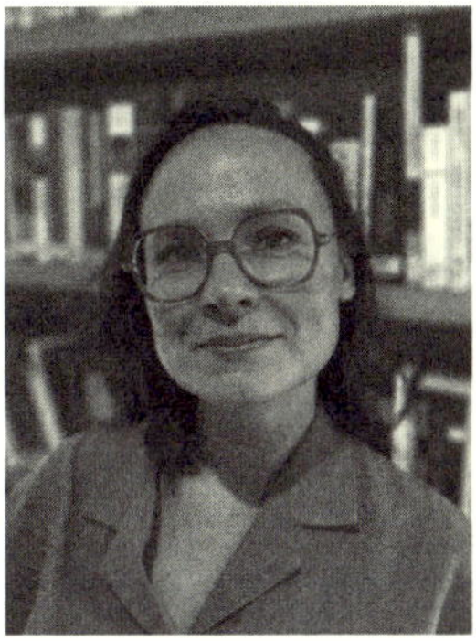

© James Costa

NOÉMIE MARIGNIER

Noémie Marignier est maîtresse de conférences en sciences du langage et en études de genre à l'université Sorbonne-Nouvelle. Au croisement de l'analyse du discours, de la sociolinguistique et des *Gender and Language Studies*, ses recherches portent sur l'articulation entre corps, sexe, sexualité et discours.

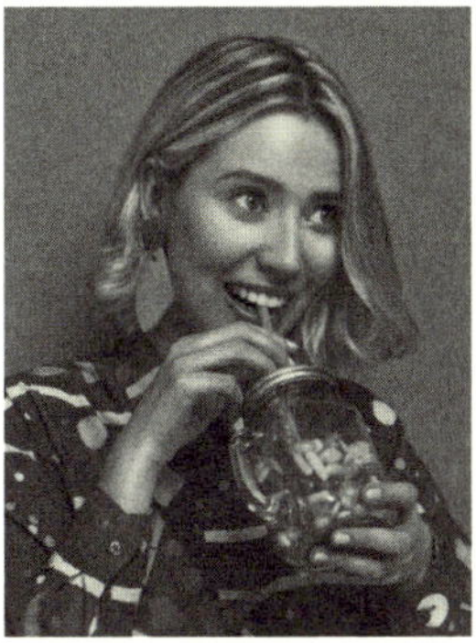

© Jo Zhou

AMÉLIE PETIET

Directrice artistique et graphiste, diplômée de Penninghen, Amélie Petiet travaille aujourd'hui entre Paris et la Bretagne. En 2020, après plusieurs années en agence de création, elle fonde son propre studio de design, @ameliepetietdesign, spécialisé dans l'identité visuelle, l'édition et le graphisme. De sa rencontre avec Camille sont nés une amitié et un premier ouvrage (*#Adosexo*, 2022). Tout n'est pas qu'une histoire de Q !

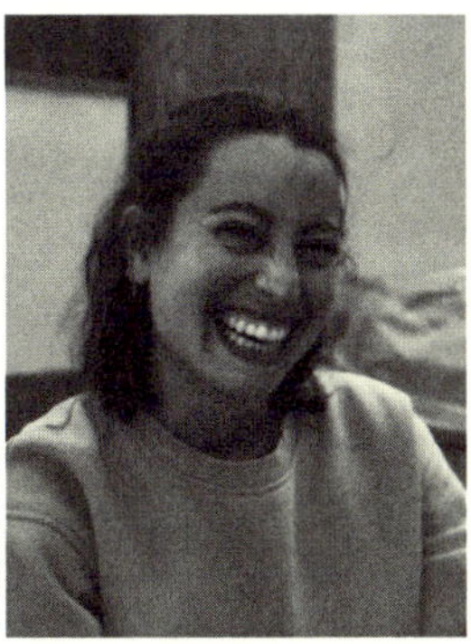

© Monique Attali

LIZA RINGOT

Alors que le monde entier tentait de faire son pain pendant le confinement, Liza Ringot (alias @ringodemichet) publie son premier dessin sur Instagram. Depuis 2020, cette interprète en langue des signes de 28 ans poste ses illustrations coquines et humoristiques, et s'amuse à revisiter les poncifs de la pop culture, de Maya La Bite aux Biteuls. « Sky is the li-bite », comme on dit.

Ce livre est imprimé sur du papier
issu de forêts gérées durablement.

N° éditeur : 911735/10277547 - Dépôt légal : octobre 2023
Imprimé en Espagne en septembre 2023 par Egedsa